Gedruckt mit Genehmigung der Medizinischen Fakultät
der Universität Berlin

Dekan: Professor K r e u z
Referent: Professor H e u b n e r
Korreferent: Professor L o h m a n n

Die Arbeit ist erschienen in „Biochemische Zeitschrift",
Band 305, Heft I, Seiten 22 bis 56

Springer-Verlag Berlin Heidelberg GmbH

ISBN 978-3-662-27955-7   ISBN 978-3-662-29463-5 (eBook)
DOI 10.1007/978-3-662-29463-5

Wirkungen des Kohlendioxyds.
Von
Manfred Kiese.
(Aus dem Pharmakologischen Institut der Universität Berlin.)
(Eingegangen am 16. März 1940.)
Mit 19 Abbildungen im Text.

Nachdem die beherrschende Rolle der Kohlensäure für die Regulierung der Atmung erkannt war, entstand eine eingehendere Diskussion der Frage, ob der wirksame Teil ausschließlich die Wasserstoffionen seien oder ob der Kohlensäure noch eine „spezifische" Wirkung bei der Erregung der Atmung zukomme [*Haldane* und *Priestley* (1), *Winterstein* (2)]. Die genauere Analyse dieses Problems stieß auf Schwierigkeiten, da die Kohlensäure Eigentümlichkeiten besitzt, die die Ausbreitung ihrer Säurewirkung im Organismus von der anderer Säuren unterscheidet (schnelle Diffusion als CO_2). Insofern hat die Kohlensäure schon als Säure eine Sonderstellung. Das Kohlendioxyd hat jedoch neben der „Säurewirkung" noch Wirkungen, die nur ihm zukommen — ob freilich bei der Atmungserregung muß wohl noch unentschieden bleiben.

Das Kohlendioxyd vermag mit freien Aminogruppen leicht reversible Verbindungen zu bilden: Carbaminsäuren bzw. Carbamate. Die Carbamate haben aus einfachen Gründen andere chemische Eigenschaften als die Amine, aus denen sie entstehen. Es ist nicht ausgeschlossen, daß die Verwandlung einer Aminogruppe in eine Carbaminogruppe für die physiologische Wirkung einer Substanz von Bedeutung ist. *Garan* (3) hat mitgeteilt, daß die Wirkung von Histamin durch CO_2 gehemmt wird. Aus der Abhängigkeit der Hemmung vom CO_2-Druck nahm er die Bildung von Carbaminohistamin als Mechanismus der Hemmung an. Diese Deutung seiner Versuche ist jedoch nicht richtig, wie später noch gezeigt wird.

Für die chemischen und physikalischen Eigenschaften der Proteine ist der Zustand der freien sauren und basischen Gruppen von großer Bedeutung. Die Verwandlung einer ungeladenen Aminogruppe in eine Carbaminsäure mit der Möglichkeit der Aufnahme einer negativen Ladung statt einer positiven muß das Verhalten des Proteins ändern. Zu den differenziertesten und empfindlichsten Eigenschaften von Proteinen gehören die katalytischen Wirkungen der Fermente. Sie konnten als feiner Indikator für Änderungen am Eiweißmolekül dienen.

Die Reaktion von CO_2 mit Ammoniak in wässeriger Lösung wurde zuerst von *Drechsel* (4) untersucht. Einige carbaminsaure Salze wurden von ihm beschrieben. *Siegfried* (5) hat später gezeigt, daß auch Amine, Aminosäuren, Polypeptide und Proteine in wässeriger Lösung Carbaminoverbindungen bilden. Geschwindigkeit und Gleichgewicht der Reaktion von CO_2 mit einigen einfachen Aminen und Aminosäuren sind von *Faurholt* (6) und *Stadie* und *O'Brien* (7) näher untersucht worden. Das genauere Studium der Reaktion von CO_2 mit Proteinen blieb bisher im wesentlichen auf das Hämoglobin beschränkt. *Henriques* (8) hatte zuerst auf die Bedeutung des Carbhämoglobins für den CO_2-Transport im Blute hingewiesen. Durch eine Reihe späterer Untersuchungen von *Meldrum* und *Roughton* (9), *Ferguson* und *Roughton* (10), *Ferguson* (11) und insbesondere *Groscurth* und *Havemann* (12) und *Stadie* und *O'Brien* (13) sind genauere Daten über das Gleichgewicht von Hb und CO_2 bekanntgeworden. Diese zeigen, daß das reduzierte Hämoglobin unter sonst gleichen Bedingungen mehr Carbamat bildet als Oxyhämoglobin. Das Verhältnis der beiden Konstanten der Carbamatgleichgewichte von reduziertem und Oxyhämoglobin fanden *Stadie* und *O'Brien* zu $\frac{K_{Am\,(red)}}{K_{Am\,(ox)}} = 1,5 - 2,0$. Wenn die Carbamatbildung eine Funktion der Sauerstoffbindung ist, dann ist auch die Sauerstoffbindung eine Funktion des Carbamats. Das ging schon aus den Versuchen von *Margaria* und *Green* (14) hervor und wurde kürzlich von *Netter* und Mitarbeitern (15) bestätigt. Hier hat das Kohlendioxyd eine „spezifische" Wirkung.

Die folgenden Untersuchungen betreffen die Wirkung von CO_2 auf die Erregbarkeit der glatten Muskulatur des Darms und die Aktivität einiger Fermente. CO_2 hat freilich überall „Säurewirkungen", somit war in allen Fällen eine genaue Bestimmung des Einflusses der Wasserstoffionen auf die untersuchten Vorgänge notwendig.

Garans bereits erwähnte Beobachtungen über die Hemmung der Histaminwirkung am Darm und ihre Deutung waren der Anlaß zur Messung des Gleichgewichts zwischen Histamin und CO_2. Die Ergebnisse dieser Messungen waren — neben dem allgemeinen Interesse an den Eigenschaften eines biologisch sehr wichtigen Amins — für die Deutung der Versuche *Garans* und der eigenen Beobachtungen wichtig.

Die Untersuchungen umfassen: 1. Carbaminohistamin. 2. Einfluß von CO_2 und Wasserstoffionen auf die Erregbarkeit des Darms für Histamin, Pilocarpin und Acetylcholin. 3. Wirkung von CO_2 auf die Histaminase. 4. Wirkung von CO_2 auf die d-Aminosäureoxydase. 5. Wirkung von CO_2 auf die Katalase. 6. Wirkung von CO_2 auf die Nierenphosphatase.

1. Carbaminohistamin.

Bezeichnungen.

[C]   Gesamtkonzentration von Histamin in Millimol pro Liter.
[R]   ungeladenes Histamin in Millimol pro Liter.
[R$^+$]   einfach positiv geladenes Histamin in Millimol pro Liter.
[R^{++}] zweifach positiv geladenes Histamin in Millimol pro Liter.
[Am$^-$] Histamincarbamat in Millimol pro Liter.
[B$^+$]   verfügbares Alkali in Millimol pro Liter.
[CO$_2$] gelöstes Kohlendioxyd $= \alpha_{CO_2} \cdot P_{CO_2}$.
α_{CO_2} Löslichkeitskoeffizient von $CO_2 = 5,9 \cdot 10^{-5}$ Mol pro Liter pro mm Hg bei 0,2°.
$\gamma_-; \gamma_=$ Aktivitätskoeffizienten einwertiger bzw. zweiwertiger Ionen.
μ Ionenstärke (ionic strength).
K_1 erste Dissoziationskonstante des Histamins.
K_2 zweite Dissoziationskonstante des Histamins.
K_{Am} Carbamatkonstante des Histamins (Konstante des Gleichgewichts zwischen CO$_2$, Histamin und Histamincarbamat).
K_{CO_2} Geschwindigkeitskonstante der Hydratation von CO$_2$.

Die saure Lösung eines Amins, in der praktisch alle Aminogruppen ein Wasserstoffion gebunden haben, nimmt über die physikalische Löslichkeit hinaus kein CO$_2$ auf, bildet also keine Carbaminsäure. Die Carbaminsäurebildung wird erst nachweisbar, wenn meßbare Mengen ungeladener NH$_2$-Gruppen vorhanden sind. Das CO$_2$ reagiert also nur mit ungeladenen NH$_2$-Gruppen: $RNH_2 + CO_2 \rightleftarrows RNHCOOH$. Die Carbaminsäure dissoziiert in wässeriger Lösung, deren $p_H > 8$ ist praktisch vollständig. Da die Säuredissoziationskonstanten der Carbaminsäuren noch nicht genau bekannt sind, ist es zweckmäßig, das Carbamatgleichgewicht auf diesen Zustand zu beziehen. Das Carbamatgleichgewicht ergibt sich somit zu

$$\frac{[Am^-] \cdot [H^+]}{[R] \cdot [CO_2]} = K_{Am}. \tag{1}$$

Der Nachweis für die Richtigkeit der beiden Voraussetzungen dieser Gleichung ist für andere Amine erbracht (6, 7) und ergibt sich auch aus den eigenen Messungen am Histamin.

Die Berechnung der Konzentration ungeladener Aminogruppen in einer bestimmten Lösung erfordert die Kenntnis der Dissoziationskonstanten der betreffenden Gruppe. Über die Dissoziationskonstanten des Histamins liegt eine kurze Angabe von *Levy* (16) vor: in m/100 Lösung bei 30° $pK_1' = 5,9$, $pK_2' = 9,7$. Die eigenen Messungen weichen von diesen Werten ein wenig ab.

Die Dissoziationskonstanten des Histamins.

Die Dissoziationskonstanten des Histamins wurden durch potentiometrische Titration bestimmt. 0,01 m Lösungen von Histamin-Dihydrochlorid wurden mit Natronlauge titriert. Die Wasserstoffionenkonzentration wurde mit der Wasserstoffelektrode gemessen. Als Bezugselektrode diente eine gesättigte Kalomelelektrode. Die Standardisierung erfolgte durch „Standard"-Acetat, $p_H = 4,65$ [*Hitchcock* und *Taylor* (17)]. Die Messungen wurden bei 38,0° in einem Luftthermostaten ausgeführt, in dem die Temperatur der Lösungen um weniger als 0,01° schwankte. Die Berechnung der Konstanten erfolgte nach der Massenwirkungsgleichung.

Histamin hat eine Iminogruppe im Imidazolring und eine Aminogruppe in der Seitenkette, die beide positive Ladungen aufnehmen können. Die Dissoziationskonstanten ergeben sich also zu

$$\frac{[R^+]\cdot\gamma_-\cdot[H^+]}{[R^{++}]\cdot\gamma_=} = K_1, \tag{2}$$

$$\frac{[R]\cdot[H^+]\cdot\gamma_-}{[R^+]\cdot\gamma_-} = K_2. \tag{3}$$

Die Aktivitätskoeffizienten wurden nach der *Debye-Hückel*schen Gleichung berechnet: $-\lg \gamma = \dfrac{0,5\, z^2 \cdot \sqrt{\mu}}{1 + 10^7 \cdot a \cdot \sqrt{\mu}} \cdot z$ ist die Wertigkeit des in Frage stehenden Ions, a der wirksame Ionenradius, μ die Ionenstärke. Der wirksame Ionenradius wurde zu 0,5 Å angenommen [*Falkenhagen* (18)]. Eine Korrektur für den Abstand der Ladung beim zweiwertigen Ion [*Simms* (19)] wurde nicht eingeführt. Die Ionenstärke wurde in Annäherung aus den Titrationskonstanten errechnet. Die Konzentration der entladenen Gruppen ergab sich aus der Wasserstoffionenkonzentration und der Konzentration des zugefügten Alkali zu $[Na^+] + [H^+] - [OH^-]$. Für die Berechnung von $[OH^-]$ wurde die Dissoziationskonstante des Wassers bei 38° angenommen zu $pK_w = 13,588$ [*Harned* und *Hamer* (20)]. In Tabelle I sind die Messungen und Berechnungen der Konstanten zusammengestellt, es ist nur jeder zweite Wert einer Titration wiedergegeben. Die Mittelwerte der einzelnen Messungen sind:

$$pK_1 = 5,68, \quad pK_2 = 9,48.$$

Der Vergleich der Konstanten mit denen des Histidins, die bereits mehrfach gemessen worden sind [*Greenstein* (21), *Levy* (16), *Deutsch* (22)], ergibt auch für das Histidin die bei anderen Aminen beobachtete [*Cohn* (23)] Verkleinerung des pK der Aminogruppe durch die Anwesenheit der Carboxylgruppe. *Greensteins* (21) Werte für die Konstanten des

Tabelle I. Dissoziationskonstanten des Histamins.

41 mg Histamindihydrochlorid in 25 ccm Wasser. Konzentration 0,00891 Mole pro Liter, titriert mit 0,091 mol. NaOH. Temperatur 38°. Wasserstoffelektrode — Kalomelelektrode.

$[Na^+]$ Millimol pro Liter	p_H	$[OH^-]$ Millimol pro Liter	Histamin 2 HCl Millimol pro Liter	$[R^{++}]$ Millimol pro Liter	$[R^+]$ Millimol pro Liter	$[B]$ Millimol pro Liter	μ	$-\lg\gamma_1 = \dfrac{0{,}5\sqrt{\mu}}{1+1{,}65\sqrt{\mu}}$	$-\lg\gamma_2 = \dfrac{2\sqrt{\mu}}{1+1{,}65\sqrt{\mu}}$	$\lg[R^{++}]$	$\lg[R^+]$	$\lg[B]$	$pK_1 = p_H + \lg[R^{++}] + \lg\gamma - \lg[R^+] - \lg\gamma$	$pK_2 = p_H + \lg[R^+] + \lg\gamma - \lg[B]$
1,08	4,99		8,81	7,73	1,08		0,025	0,063	0,25	0,888	0,033		5,66	
2,13	5,37		8,71	6,58	2,13		0,024	0,062	0,25	0,818	0,328		5,68	
2,48	5,46		8,67	6,19	2,48		0,024	0,060	0,24	0,792	0,395		5,66	
2,82	5,54		8,64	5,82	2,82		0,023	0,060	0,24	0,765	0,450		5,68	
4,83	6,00		8,45	3,62	4,83		0,022	0,057	0,23	0,558	0,684		5,69	
5,47	6,16		8,38	2,91	5,47		0,020	0,055	0,22	0,464	0,738		5,71	
6,75	6,55		8,25	1,70	6,55		0,018	0,052	0,21	0,231	0,816		5,69	
10,32	9,16		7,95		5,58	2,37	0,016				0,746	0,375		9,48
10,89	9,33	0,08	7,85		4,81	3,04	0,016				0,682	0,483		9,48
11,45	9,47	0,11	7,80		4,23	3,57	0,016	0,051	0,20		0,626	0,553		9,49
12,00	9,60	0,15	7,74		3,59	4,15	0,015				0,555	0,618		9,49
12,56	9,72	0,20	7,69		2,98	4,71	0,015				0,414	0,673		9,47
13,08	9,85	0,31	7,63		2,38	5,25	0,015				0,377	0,720		9,46
13,60	10,02		7,58		1,87	5,71	0,015				0,272	0,757		9,48

Histidins sind: $pK_1' = 1{,}77$, $pK_2' = 6{,}1$, $pK_3' = 9{,}18$ (K_1' ist die Konstante der Carboxylgruppe).

Das Gleichgewicht zwischen Histamin und CO_2.

Wenn CO_2 mit der Lösung eines Amins oder einer Aminosäure in alkalischer Lösung ins Gleichgewicht gebracht wird, so daß im Gleichgewicht die Lösung noch alkalisch ist, so befindet sich in der Lösung CO_2, Bicarbonat (eventuell auch Carbonat) und Carbamat. Dieses Gleichgewicht ist in den früheren Messungen ausschließlich behandelt worden. Es ist infolge der Vielzahl der wirkenden Massen in der mathematischen Behandlung kompliziert. Außerdem stellt es sich nur langsam ein, da die Einstellung des Gleichgewichts zwischen CO_2 und Wasser zur Bildung von Kohlensäure $CO_2 + H_2O = H_2CO_3$ nur langsam erfolgt [(24) bis (27)].

Die geringe Geschwindigkeit dieser Reaktion zwischen CO_2 und Wasser ermöglicht es jedoch, das Gleichgewicht zwischen CO_2 und Amin in wässeriger Lösung bei Abwesenheit von Bicarbonat, also das einfachere System $CO_2 +$ Amin $=$ Carbamat zu messen.

Läßt man auf eine wässerige Lösung eines Amins, in der alle oder ein Teil der Aminogruppen ungeladen sind, einen bestimmten CO_2-Druck einwirken, so erfolgt bei raschem Schütteln zunächst eine schnelle Aufnahme von CO_2, die über die physikalische Löslichkeit hinausgeht. Diese schnelle Aufnahme geht dann sehr plötzlich in eine langsame langanhaltende weitere Aufnahme über (Abb. 2). Die erste Phase entspricht der physikalischen Lösung von CO_2 und der schnellen Reaktion von CO_2 mit dem Amin, die zweite Phase der langsamen Hydratation von CO_2. Den großen Unterschied der Reaktionsgeschwindigkeit des CO_2 mit dem Amin einerseits und Wasser andererseits kann man dazu ausnutzen, ein Gleichgewicht zwischen CO_2 und Amin zu messen bei Abwesenheit von Carbonat. *Meldrum* und *Roughton* (9) und *Stadie* und *O'Brien* (7) haben zuerst auf diese Möglichkeit der Trennung eines carbonatfreien Gleichgewichts zwischen CO_2 und Amin von dem Gesamtgleichgewicht hingewiesen und letztere haben beide Gleichgewichte bei einigen Aminosäuren sehr vollständig analysiert.

Methodik.

Für die Reaktion von CO_2 mit Histamin wurde sowohl das carbonatfreie wie das Gesamtgleichgewicht gemessen.

Das Gesamtgleichgewicht wurde nach einem Verfahren gemessen, das schon zur Bestimmung des Carbhämoglobins verwendet worden ist [*Margaria* und *Green* (14), *Groscurth* und *Havemann* (12)]: Die Lösung des Histamins wurde mit einem bestimmten CO_2-Druck ins Gleichgewicht gebracht, die Wasserstoffionenkonzentration mit der Glaselektrode gemessen und der CO_2-Gehalt der Lösung bestimmt. Der Mehrgehalt an CO_2 gegenüber dem aus der scheinbaren Dissoziationskonstanten der Kohlensäure berechneten entsprach dem Carbamatgehalt.

Die Ermittlung des carbonatfreien Gleichgewichts erfolgte nach dem Vorgange von *Stadie* und *O'Brien* (7) durch manometrische Messung. In einem Reaktionsgefäß wurde ein bestimmter CO_2-Druck auf eine Lösung von Histamin gegeben und bei schnellem Schütteln die CO_2-Aufnahme manometrisch verfolgt. Die Apparatur war folgendermaßen angeordnet: Abb. 1. *A* Reaktionsgefäß, *B* Kompensationsgefäß, *C* Differentialmanometer, *D* geschlossenes Quecksilbermanometer, *E* volumetrische *van Slyke*-Bürette, *F* Glasspirale. Die Apparatur bestand vollständig aus Glas. Die bewegliche Verbindung zwischen den Manometern und dem Reaktionsgefäß wurde durch eine Glasspirale *F* hergestellt. Reaktionsgefäß und Kompensationsgefäß waren durch Schliff mit den Röhren verbunden. Beide Gefäße befanden sich in einem Wasserbad von 0,2°. Das Reaktionsgefäß wurde mit einer Geschwindigkeit von 450 bis 500 Revolutionen pro Minute geschüttelt. Im Differentialmanometer, das 125 cm lang war, wurde 30%ige Schwefelsäure, $d = 1,22$, die mit Bichromat leicht angefärbt war, verwendet. Das Quecksilbermanometer war geschlossen und diente sowohl zum Abmessen von bestimmten CO_2-Mengen in der Bürette, wie auch zur Messung des Anfangsdruckes bei Anwendung hoher CO_2-Drucke. Das Volumen des Reaktionsgefäßes mit den Verbindungen zu den Manometern betrug 82,5 ccm.

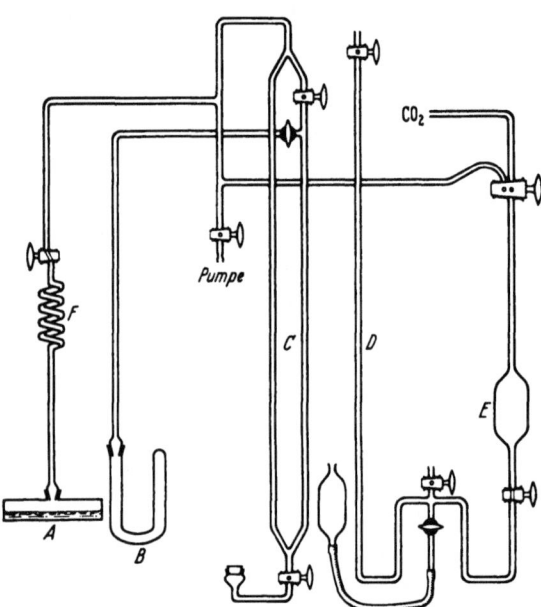

Abb. 1. *A* Reaktionsgefäß, *B* Kompensationsgefäß, *C* Differentialmanometer, *D* geschlossenes Quecksilbermanometer, *E* volumetrische *van Slyke*-Bürette, *F* Glasspirale.

Nach Füllen des Reaktionsgefäßes und Verbinden mit den Manometern wurde mit einer Ölpumpe auf Wasserdampfdruck evakuiert.

Das Reaktionsgefäß wurde währenddessen eine Weile geschüttelt um gelöste Gase zu entfernen. Dann wurde bei stillstehendem Gefäß ein bestimmter CO_2-Druck auf die Lösung gegeben und sofort nach Ablesen des Druckes das Schütteln begonnen. Die CO_2-Aufnahme bis zur ersten Druckablesung und Beginn des Schüttelns war vollkommen zu vernachlässigen.

Bei niedrigen Temperaturen, bei denen die Hydratation von CO_2 besonders langsam ist, war die als CO_2 und Carbaminsäure aufgenommene CO_2-Menge ohne Schwierigkeiten zu bestimmen. Von dem Verlauf der Druckabnahme während der Hydratation (langsame Phase) wurde der Druck zur Zeit 0 extrapoliert (Abb. 2). Dieser Druck wurde als Gleichgewichtsdruck der Reaktion von CO_2 mit dem Histamin genommen. Diese Extrapolation ist bei Anwesenheit von Carbamat sogar genauer als ohne, da die Aufnahme von CO_2 aus der Gasphase zur Hydratation bei Gegenwart von Carbamaten verlangsamt ist, wie später noch genauer ausgeführt werden wird.

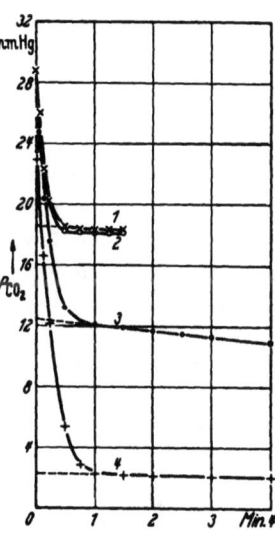

Abb. 2. Aufnahme von CO_2 durch 20 ccm Histaminlösung 0,1 m bei verschiedenem Alkaligehalt.
Kurve 1: Histaminlösung p_H 3,6,
3: Histaminlösung p_H 7,34,
4: Histaminlösung p_H 8,4,
2: Wasser.

Für das Gleichgewicht zwischen CO_2 und Histamin galt Gleichung (1). In ihr sind neben den experimentell ermittelten $[Am^-]$ und $[CO_2]$ die unbestimmten $[H^+]$ und $[R]$. Zur Errechnung von K_{Am} müssen die beiden letzteren durch definierte oder gemessene Größen ersetzt werden. Wegen der einfacheren Einsicht in die endlichen Ergebnisse und den Weg ihrer Gewinnung wird diese Ableitung hier kurz gegeben.

Die Gesamtmenge Histamin ist nach Einstellung des Carbamatgleichgewichts in drei verschiedenen Formen in Lösung

$$[C] = [R^+] + [R] + [Am^-]. \qquad (4)$$

Unter der Voraussetzung, daß CO_2 nur mit R reagiert und die gebildete Carbaminsäure unter den Bedingungen der Messungen praktisch völlig dissoziiert ist, ist die Konzentration von verfügbarem Alkali[1] gegeben durch

$$[B'] = [R] + 2[Am^-]. \qquad (5)$$

---

[1] Bei Konzentrationsangaben von verfügbarem Alkali ist im folgenden das eine von der Iminogruppe „gebundene" Äquivalent Base nicht berücksichtigt, da es für das Carbamatgleichgewicht nicht in Frage kommt.

Die Wasserstoffionenkonzentration der Lösung ist definiert durch Gleichung (3)

$$[H^+] = K_3 \cdot \frac{[R^+]}{[R]}.$$

Nach Eliminieren von [R] und [R$^+$] mittels Gleichung (4) und (5)

$$[H^+] = K_3 \frac{[C] - [B^+] + [Am^-]}{[B^+] - 2[Am^-]}. \quad (6)$$

Mittels Gleichung (5) und (6) können [R] und [H$^+$] aus der Massenwirkungsgleichung (1) eliminiert werden.

$$\frac{[Am^-][[C] - [B^+] + [Am^-]]}{[[B^+] - 2[Am^-]]^2} = \alpha_{CO_2} \cdot P_{CO_2} \cdot \frac{K_{Am}}{K_3}. \quad (7)$$

[Am$^-$] und P_{CO_2} werden experimentell ermittelt, die anderen Größen außer K_{Am} sind definiert.

Die Bildung von Carbaminohistamin bei verschiedenem Alkaligehalt ist in Abb. 2 veranschaulicht. Der Anfangsdruck des CO$_2$ war in allen Fällen gleich. Der Gleichgewichtsdruck für das carbonatfreie Gleichgewicht wurde durch Extrapolation zur Zeit 0 ermittelt. In saurer Lösung wurde keine Carbaminsäure gebildet. Die CO$_2$-Aufnahme war sogar ein wenig geringer als in Wasser. Das entsprach der Verminderung der Löslichkeit von CO$_2$ durch Salze.

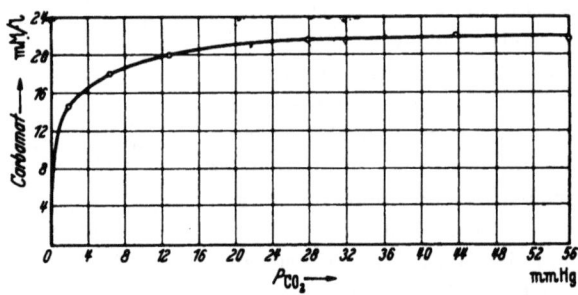

Abb. 3. Carbamatbildung bei hoher Konzentration von verfügbarer Base und steigendem CO$_2$-Druck. Histamin 0,1 m verfügbare Base 0,05 m.

Wurde zu einer Lösung von Histamin-dihydrochlorid Alkali gegeben, so daß die Konzentration von Histamin 0,1 mol. und die der Base 0,15 mol. ([R] = 0,05 mol.[1]) ist, und wurde die Carbamatbildung bei steigenden CO$_2$-Drucken gemessen, so nahm die Carbamatkonzentration anfangs zu, um sich bald einem Grenzwert zu nähern, über den sie auch bei weiterer Druckerhöhung nicht hinausging. Dieser Wert lag nahe der halben Konzentration verfügbarer Base ($^1/_2$ [B$^+$]) (Abb. 3). Dieses Ergebnis bestätigt die Annahme einer sehr weitgehenden Dissoziation der

---

[1] Vgl. Anm. S. 29.

Carbaminsäure unter den Bedingungen dieser Versuche. Denn bei völliger Dissoziation der Carbaminsäure ist $1/2$ [B$^+$] die höchstmögliche Konzentration an Carbamat. Bei den höheren CO$_2$-Drucken ist das p_H im carbamatfreien Gleichgewicht nach Gleichung (6) zu etwa 8,4 anzunehmen, bei den niederen Drucken höher.

Aus den in Abb. 3 gegebenen Werten kann nach Gleichung (7) die Carbamatkonstante errechnet werden. Der Mittelwert wird am einfachsten graphisch bestimmt. Wird der linksseitige Ausdruck der Gleichung (7)

$$\frac{[Am^-][[C] - [B^+] + [Am^-]]}{[[B^+] - 2[Am^-]]^2}$$

gegen P_{CO_2} aufgetragen, so ergibt sich eine Gerade, deren Neigung ist $\alpha_{CO_2} \cdot \frac{K_{Am}}{K_2} = 1,08$. Da $\alpha_{CO_2} = 5,9 \cdot 10^{-5}$ und $K_2 = 3,31 \cdot 10^{-10}$, ergibt sich $K_{Am} = 6,02 \cdot 10^{-6}$, $pK_{Am} = 5,22$. (Abb. 4.)

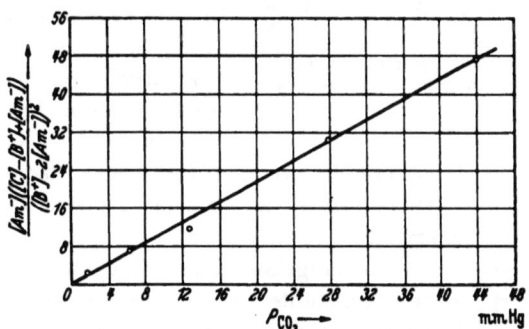

Abb. 4. Carbamatkonstante des Histamins.

Über die Carbamatkonstante des Gesamtgleichgewichts sei hier nur mitgeteilt, daß sie von ähnlicher Größe ist wie K_{Am}. Einzelheiten der Messungen werden noch an anderer Stelle mitgeteilt werden.

Für die später beschriebenen Versuche ist von Interesse, welcher Anteil des Histamins unter physiologischen Bedingungen als Carbamat vorliegt. Unter Benutzung von K_{Am} ergibt sich für CO$_2$-Drucke von 30 bis 40 mm Hg und p_H 7,3 bis 7,6 ein Histamincarbamatgehalt von 1 bis 10% des Gesamthistamins.

Unter den Bedingungen der eben beschriebenen Messungen, [C] = 0,1 mol., [B$^+$] = 0,05 mol., war gefunden worden, daß bei steigendem CO$_2$-Druck die Konzentration an Carbamat anfangs schnell ansteigt, um sich dann asymptotisch einem Grenzwert zu nähern, der von $1/2$ [B$^+$] nur wenig abweicht. Darin wurde in Übereinstimmung mit *Stadie* ein Beweis für die weitgehende elektrolytische Dissoziation der

Carbaminsäure gesehen. Die Wasserstoffionenkonzentration war im carbonatfreien Gleichgewicht noch $> 10^{-8}$ mol.

Anders verliefen die Beziehungen zwischen Carbamino-CO_2-Bindung und Druck, wenn wesentlich weniger Alkali zugegeben wurde. Solche Versuche sind in Abb. 5 wiedergegeben. Es waren nur 0,0045 Mol pro Liter verfügbare Base in der Lösung. Die Carbamatbildung war wesentlich geringer, stieg bei niedrigen Drucken mit dem Druck schnell an, blieb aber nicht bei einem Grenzwert von $1/2$ [B^+] stehen, sondern stieg oberhalb 20 mm Hg CO_2-Druck langsam linear mit dem Druck weiter an. Dieses Ergebnis ist mit der Annahme einer vollständigen elektrolytischen Dissoziation der gebildeten Carbaminsäure nicht vereinbar, vielmehr nur verständlich, wenn unter diesen Bedingungen die Carbaminsäure zu einem großen Teil undissoziiert ist.

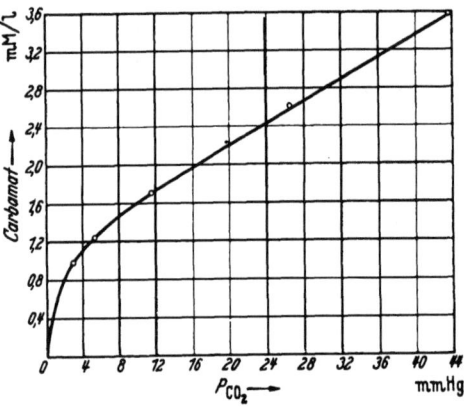

Abb. 5. Carbamatbildung bei niedriger Konzentration von verfügbarer Base und steigendem CO_2-Druck.
Histamin 0,1 m verfügbare Base 0,0045 m.

Zahlenangaben über die elektrolytische Dissoziationskonstante der Carbaminsäuren liegen bisher nur von *Groscurth* und *Havemann* (12) für die Hämoglobincarbaminsäure vor. Aus dem Anstieg der Carbamino-CO_2-Konzentration mit dem p_H haben sie eine elektrolytische Dissoziationskonstante der Hämoglobincarbaminsäure von $pK' \sim 7,0$ errechnet. Nach den beobachteten Abweichungen der Carbamino-CO_2-Bindung im Bereich von p_H 7 bis 8 ist für die Histamincarbaminsäure eine Konstante von ähnlicher Größe anzunehmen. Genaue Messungen werden noch folgen.

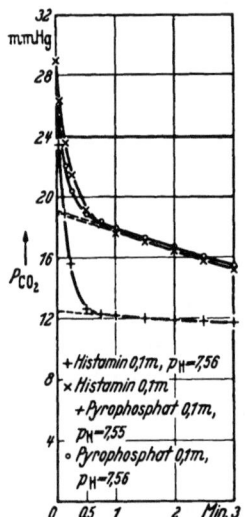

Abb. 6. Hemmung der Carbamatbildung durch Pyrophosphat.

Für die Messungen der Histamincarbamatbildung wurden Histaminlösungen verwendet, die aus dem Dihydrochlorid des Histamins durch Zugabe von Natriumhydroxyd hergestellt worden waren. Die Lösungen enthielten also Natriumchlorid. Durch Kontrollmessungen mit zusätzlichem Natriumchlorid wurde festgestellt, daß dieses keinen meßbaren Einfluß auf die Carbamatbildung hatte.

Eine völlige Hemmung der Carbamatbildung wurde durch Pyrophosphat bewirkt. Die Anwesenheit von 0,1 m Pyrophosphat in 0,1 m Histaminlösung ließ die CO_2-Aufnahme genau so verlaufen wie sie in einer 0,1 m Pyrophosphatlösung ohne Histamin verlief. In Abb. 6 sind solche Messungen wiedergegeben. Zum Vergleich ist die CO_2-Aufnahme einer Histaminlösung von gleichem p_H dargestellt. Zu erwarten wäre eine stärkere Carbamatbildung in Gegenwart des Puffers gewesen, da die Konzentration an verfügbarer Base wesentlich höher war. Die Carbamatbildung des Histidins wurde durch Pyrophosphat ebenso gehemmt wie die des Histamins.

Nach Beendigung der Carbamatbildung in der Histaminlösung verläuft die weitere Aufnahme von CO_2 aus der Gasphase sehr langsam. Die Geschwindigkeit wird bestimmt durch die Hydratation des CO_2:
$CO_2 + H_2O \rightleftarrows H_2CO_3 \rightleftarrows H^+ + HCO_3^-$. Der Verlauf dieser Reaktion läßt sich mit der manometrischen Methode innerhalb des hier interessierenden Bereichs der Wasserstoffionenkonzentrationen einwandfrei messen. Das ist bereits wiederholt geschehen und die Kinetik dieser Reaktion weitgehend aufgeklärt (24, 27). Die Reaktion wird von einer Reihe von schwachen Säuren katalysiert [*Roughton* und *Booth* (28), *Kiese* (27)]. Die unkatalysierte Geschwindigkeit der Hydratation, K_{CO_2}, läßt sich durch Extrapolation der Geschwindigkeitskonstanten bei verschiedenen Konzentrationen der schwachen Säuren zur Konzentration 0 ermitteln.

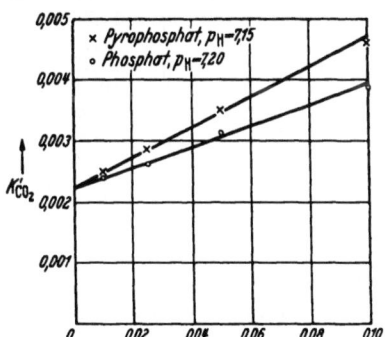

Abb. 7. Geschwindigkeitskonstante der Hydratation von CO_2 (K'_{CO_2}) bei verschiedenen Pufferkonzentrationen. Temperatur 0,2°. Abszisse: Pufferkonzentration in Mol pro Liter.

Abb. 7 enthält eine Reihe solcher Messungen von K'_{CO_2}, aus denen sich die Konstante der unkatalysierten Reaktion zu $K_{CO_2} = 0,0022$ bei 0,2° ergab. Dieser Wert stimmt sehr gut mit dem von *Roughton* und *Booth* (28) gefundenen überein: $K_{CO_2} = 0,0021$ bei 0°. Bei der Temperatur 5,0° war in früheren Messungen (27) $K_{CO_2} = 0,0037$ gefunden worden.

Die manometrische Messung der Hydratationsgeschwindigkeit bei Anwesenheit von Histamincarbamat ergab eine Geschwindigkeitskonstante, die viel kleiner war als die der unkatalysierten Reaktion, $K'_{CO_2} = 0,0015$, Tabelle II. Eine unmittelbare Hemmung der Reaktion zwischen CO_2 und Wasser ist auszuschließen, da bei der 20fachen Konzentration von Carbamat die gleiche Geschwindigkeitskonstante gefunden wurde, Tabelle III. Bei Untersuchung mehrerer Imidazolderivate hatten *Roughton* und *Booth* (28) festgestellt, daß diese eine

Tabelle II. Geschwindigkeit der CO_2-Aufnahme einer Histaminlösung bei Gegenwart von Histamincarbamat.

20 ccm Histamin m/10. p_H 7,34. Anfangsdruck P_{CO_2} = 28,4 mm Hg. $T = 0,2°$ C.

Carbamatgehalt beim carbonatfreien Gleichgewicht 0,0016 mol.

$$K'_{CO_2} = \lg \frac{P_1}{P_2} \cdot \frac{1}{t_2 - t_1} \cdot \frac{2{,}303\left(\frac{V_G}{V_L} + \alpha\right)}{\alpha}.$$

$V_G = 62{,}5$; $V_L = 20{,}0$; $\alpha = 1{,}673$.

Zeit		P_{CO_2}	$t_2 - t_1$	$\lg \frac{P_1}{P_2}$	K'_{CO_2}
Min.	Sek.	mm Hg	Sek.		
	90	11,90			
	120	11,72	30	0,0068	0,0015
	150	11,54	30	0,0068	0,0015
	180	11,36	30	0,0068	0,0015
4		11,05	60	0,0120	0,0013
5		10,73	60	0,0125	0,0014
6		10,26	60	0,0190	0,0020
7		9,92	60	0,0145	0,0016
8		9,64	60	0,0120	0,0013
9		9,28	60	0,0165	0,0018
10		8,96	60	0,0157	0,0017
12		8,38	120	0,0290	0,0016
				Mittel:	0,0015

Tabelle III. Geschwindigkeit der CO_2-Aufnahme von Histaminlösung bei Gegenwart von Histamincarbamat.

5 ccm Histamin m/10. p_H 9,5. Carbamatgehalt beim carbonatfreien Gleichgewicht 0,022 mol.

$$K'_{CO_2} = \lg \frac{P_1}{P_2} \cdot \frac{1}{t_2 - t_1} \cdot \frac{2{,}303\left(\frac{V_G}{V_L} + \alpha\right)}{\alpha}.$$

$V_G = 77{,}5$; $V_L = 5{,}0$; $\alpha = 1{,}673$.

Zeit		P_{CO_2}	$t_2 - t_1$	$\lg \frac{P_1}{P_2}$	K'_{CO_2}
Min.	Sek.	mm Hg	Sek.		
	120	43,20			
	150	43,00	30	0,0020	0,0015
	180	42,80	30	0,0020	0,0015
4		42,34	60	0,0032	0,0012
5		42,16	60	0,0032	0,0012
6		41,80	60	0,0036	0,0014
7		41,60	60	0,0038	0,0015
8		41,10	60	0,0038	0,0015
9		40,72	60	0,0039	0,0015
10		40,38	60	0,0039	0,0015
11		40,00	60	0,0040	0,0015
				Mittel:	0,0015

katalytische Wirkung auf die Hydratation von CO_2 haben, die etwa der des Phosphats entspricht. Wenn man annimmt, daß das Histamin sich ähnlich verhält, so ergibt sich eine unkatalysierte Geschwindigkeitskonstante für die Aufnahme von CO_2 in Histamincarbamatlösung von $K_{CO_2} = 0,001$, wie aus Abb. 7 leicht errechnet werden kann. Für eine 0,1 m Lösung von Glykokoll und Glykokollcarbamat wurde $K'_{CO_2} = 0,00125$ gemessen. Da eine Hemmung der Reaktion zwischen Kohlendioxyd und Wasser nicht besteht, muß durch jedes hydratisierte CO_2-Molekül ein anderes aus dem Carbamat freigesetzt werden. In Lösungen vom $p_H > 7$ bildet praktisch jedes hydratisierte CO_2-Molekül ein Wasserstoffion, jedes Wasserstoffion setzt nach Gleichung (1) ein CO_2 frei. Dieses stöchiometrische Verhältnis zeigt, daß die Histamincarbaminsäure eine schwächere Säure sein muß als die Kohlensäure, deren erste scheinbare Dissoziationskonstante $pK_1 = 6,309$ ist [*Mac Innes* und *Belcher* (29)].

Wenn auch die Bildung von Carbamat die Geschwindigkeit der Reaktion zwischen Kohlendioxyd und Wasser selbst nicht hemmt, so verlangsamt sie doch die Geschwindigkeit, mit der eine bestimmte Menge CO_2 in einer Lösung hydratisiert wird. Fällt z. B. in einem Prozeß innerhalb kürzerer Zeit eine bestimmte Menge CO_2 an, so wird sie bei Abwesenheit carbamatbildender Amine in einer bestimmten Zeit bis zum Gleichgewicht hydratisiert. Sind in der Lösung unter sonst gleichen Bedingungen carbamatbildende Amine vorhanden, so wird zunächst ein Teil des CO_2 als Carbamat gebunden und die Hydratation verläuft unter einem geringeren CO_2-Druck, d. h. langsamer.

2. Die Wirkung von Kohlendioxyd auf die Erregbarkeit der Darmmuskulatur.

Die Bildung von Wasserstoffionen, Carbonat und Carbamat ist — soweit bisher bekannt — die wesentliche Wirkung von CO_2 unter physiologischen Bedingungen. Ob dem Bicarbonation unmittelbar spezifische Wirkungen zukommen, ist noch nicht bekannt. Die Erregbarkeit der glatten Muskulatur des Dünndarms wird durch Wasserstoffionen beeinflußt. Es ließen sich aber bei der Anwendung von CO_2 Wirkungen nachweisen, die nicht als Wasserstoffionenwirkungen angesehen werden können.

Die Versuche wurden am isolierten Meerschweinchendünndarm ausgeführt. Der Darm wurde in einem Bad von 30 ccm physiologischer Salzlösung bei 38° aufgehängt. Die carbonatfreien Lösungen enthielten: NaCl 0,9%, KCl 0,02%, CaCl$_2$ 0,02%, MgCl$_2$ 0,01%, NaH$_2$PO$_4$ 0,01%. Phosphat wurde höher als üblich gewählt, um die Pufferkapazität zu erhöhen. Versuche mit verschiedenen Phosphatkonzentrationen zeigten, daß dieser Konzentrationsunterschied an Phosphat die Erregbarkeit des

Darms nicht merklich änderte. Durch Zugabe von Natronlauge und Kontrolle mit der Glaselektrode wurden die Lösungen auf das gewünschte p_H eingestellt.

Als carbonathaltige Stammlösung wurde eine Lösung mit 0,8% NaCl und 0,17% NaHCO$_3$ benutzt, von den übrigen Salzen wie oben Phosphat oft nur 0,005%. Die Lösung wurde mit einem Gemisch von 5% CO$_2$ und 95% O$_2$ durchperlt. Wurde die Bicarbonatkonzentration erhöht, so wurde Chlorid um die äquivalente Konzentration vermindert. Das p_H der einzelnen Lösungen im Gleichgewicht mit bestimmten Kohlendioxyddrucken wurde ebenfalls mit der Glaselektrode bestimmt.

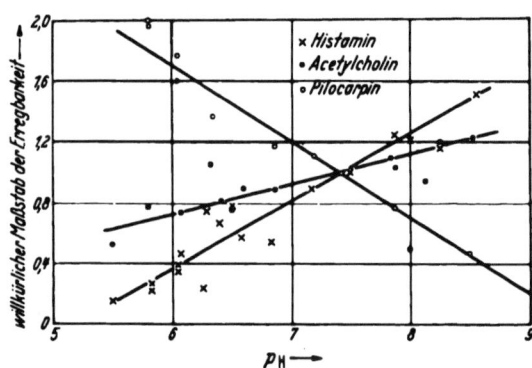

Abb. 8. Erregbarkeit des Darms durch Histamin, Acetylcholin und Pilocarpin in Abhängigkeit vom p_H.

Unter jeweils gleichen Bedingungen wurde die Wirkung von Histamin, Pilocarpin und Acetylcholin auf den Darm geprüft. Der quantitative Vergleich der Wirkungsstärken unter verschiedenen Bedingungen geschah sowohl durch Vergleich der Kontraktionslängen, wie der Dosen, die gleiche Kontraktion erzielten.

Die Wirkung von Histamin, Acetylcholin und Pilocarpin auf den Darm wurde durch Änderung der Wasserstoffionenkonzentration sehr verschieden beeinflußt. Eine Gruppe von Versuchen an Dünndarmstücken des gleichen Tieres ist in Abb. 8 wiedergegeben. Die Versuche wurden in carbonatfreier Salzlösung durchgeführt, Pufferung durch Phosphat. In der Stammlösung vom p_H 7,5 wurden zunächst Dosen von Histamin, Acetylcholin und Pilocarpin ermittelt, die eine gleichstarke mittlere Kontraktion hervorriefen. Die Größe dieser Kontraktion wurde willkürlich gleich 1 gesetzt und die Abweichungen in der Wirkung bei mehr alkalischer oder saurer Reaktion dazu in Beziehung gebracht. Die Grenzen der Wasserstoffionenkonzentration wurden bei 5,5 und 8,5 gewählt. Jenseits dieser Grenzen werden in zunehmendem Maße irreversible Schäden hervorgerufen. Schon beim p_H 8,5 ist die Ermittlung der

Erregbarkeit nicht mehr ganz zuverlässig, da das Calcium nicht mehr in physiologischen Konzentrationen in Lösung bleibt.

Am geringsten war der Einfluß der Wasserstoffionenkonzentration auf die Wirkung des Acetylcholins. Bei p_H 8,5 war die Wirksamkeit doppelt so stark wie bei p_H 5,5. Am stärksten wurde unter den drei untersuchten Substanzen das Histamin von den Wasserstoffionen beeinflußt. Die Wirksamkeiten bei p_H 5,5 und 8,5 verhielten sich wie 1 : 10. Während Histamin und Acetylcholin in saurer Lösung schwächer wirkten als in alkalischer, wirkte Pilocarpin in saurer Lösung stärker als in alkalischer, bei p_H 5,5 war die Wirkung etwa viermal so stark wie bei p_H 8,5.

Innerhalb der Grenzen von p_H 5,5 bis 8,5 änderte sich für alle drei Substanzen die Erregbarkeit ungefähr geradlinig mit dem p_H. Freilich mögen kleine Abweichungen vom geradlinigen Verlauf infolge der Streuung der einzelnen Messungen nicht erfaßt werden. Sicher sind aber keine groben Abweichungen vorhanden. In dem untersuchten Dosierungsbereich ist die Wirkung der drei Substanzen der Konzentration beinahe direkt proportional, nicht dem Logarithmus der Konzentration. Die geradlinige Abhängigkeit der Wirkungsstärke vom p_H über 3 Potenzen der Wasserstoffionenkonzentration zeigt dann, daß der Mechanismus der Beeinflussung der Erregbarkeit durch die Wasserstoffionenkonzentration kein einfacher sein kann. Wäre die Größe der Erregung ausschließlich durch den Ladungszustand einer Gruppe bestimmt, so müßte sie der Abhängigkeit der Zahl der Gruppen dieser Art von der Wasserstoffionenkonzentration folgen, und das wäre kein geradliniger Verlauf.

Die drei untersuchten Substanzen sind Basen. Acetylcholin als quartäre Ammoniumbase ist verhältnismäßig stark, Histamin ist schwächer ($pK_2 = 9{,}48$), Pilocarpin ist noch schwächer [$pK' = 7{,}4$ (28)]. Bei gleicher Gesamtkonzentration an Histamin ist die Konzentration der ungeladenen Moleküle bei p_H 8,5 etwa 1000mal größer als bei p_H 5,5. Die Wirkungszunahme entspricht nicht im geringsten diesem Verhältnis. Der Ladungszustand der wirkenden Substanz ist demnach — wenn überhaupt — von geringer Bedeutung. Das gleiche gilt vom Acetylcholin und — mutatis mutandis — vom Pilocarpin. Die geradlinige Beziehung der Erregbarkeit zum p_H und geringe Neigung der Kurve weisen darauf hin, daß eine größere Zahl von Faktoren die Abhängigkeit der Erregbarkeit vom p_H bestimmt.

Wurde die Empfindlichkeit des Darms bei verschiedener Wasserstoffionenkonzentration in der Salzlösung ohne Carbonat und mit Carbonat + 35 mm CO_2 verglichen, so ergab sich im Bereich von p_H 7,3 bis 8,0 meist eine höhere Empfindlichkeit bei Anwesenheit von CO_2. In Abb. 9 sind die Ergebnisse solcher vergleichenden Versuche mit und ohne CO_2 für die Histaminwirkung am Darm wiedergegeben. Die fördernde Wirkung des CO_2 nahm von p_H 7,2 bis 8,0 stetig zu. Der Unterschied der Empfindlichkeit in CO_2-haltiger und CO_2-freier Lösung war von Tier zu Tier verschieden groß, am Darm einzelner Tiere gar nicht nachweisbar. Die Acetylcholinwirkung wurde durch CO_2 weniger beeinflußt als die Histaminwirkung.

Der Mechanismus der fördernden CO_2-Wirkung kann ein mannigfacher sein. Bei alkalischer Reaktion nimmt mit dem p_H die Konzentration an Histamincarbamat zu. Es ist von vornherein nicht auszu-

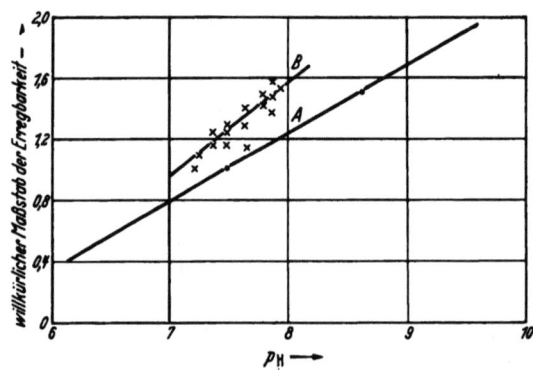

Abb. 9. Verstärkung der Histaminwirkung am Darm durch CO_2. CO_2-Druck 36 mm Hg. Kurve *A*: Histaminwirkung in CO_2-freier Lösung (s. Abb. 8). Kurve *B* und +: Histaminwirkung in CO_2-haltiger Lösung.

schließen, daß das Histamincarbamat eine stärkere Wirkung hat als das Histamin. Die CO_2-Wirkung kann auch jene Elemente betreffen, mit denen das Histamin bei der Erregung reagiert. Schließlich könnte die Zerstörung von Histamin beeinflußt werden. Diese Frage ist untersucht worden und wird im letzten Teil der Arbeit (CO_2-Wirkungen auf Fermente) erörtert werden.

Eine Erhöhung des CO_2-Druckes auf 70 mm Hg änderte die Erregbarkeit des Darms ganz wesentlich. Wurde der Darm aus der Salzlösung mit 35 mm CO_2-Druck, p_H 7,5, in eine solche mit 70 mm CO_2-Druck, p_H 7,46, gebracht, so trat beim Flüssigkeitswechsel regelmäßig eine Kontraktion ein, die ohne weiteren Flüssigkeitswechsel bald wieder zurückging. Die erste darauffolgende Kontraktion pflegte noch gut auslösbar zu sein, ganz gleich, ob durch Histamin, Acetylcholin oder Pilocarpin. Oft war diese Kontraktion ebenso stark wie bei 35 mm CO_2. Danach war aber durch keine der untersuchten Substanzen mit den sonst genügenden Dosen eine weitere Kontraktion auszulösen (Abb. 10). Wurde der Darm nicht zu lange in der Lösung mit 70 mm CO_2 gelassen, so kehrte die Erregbarkeit nach Rückkehr zu 35 mm CO_2 mehr minder vollständig zurück.

Wurde der CO_2-Druck von 10 mm bei einem p_H von 6,4 angewandt, so trat das schnelle Verschwinden der Erregbarkeit nicht ein. Beim Wechsel der Lösungen zum p_H 6,4 mit 70 mm CO_2 trat auch wieder eine Kontraktion ein, die erste darauffolgende Kontraktion war regelmäßig

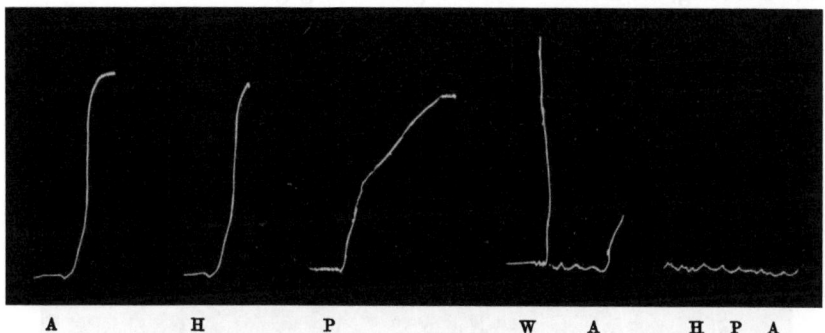

Abb. 10. Meerschweinchendünndarm. CO_2-freie Salzlösung p_H 7,5. Bei W Wechsel zur Lösung mit CO_2, CO_2-Druck 70 mm Hg, p_H 7,46.
A 0,1 γ Acetylcholin, H 0,15 γ Histamin, P 5 γ Pilocarpin.

besonders stark. Es ließen sich immer auch noch weitere Kontraktionen auslösen, jedoch blieb die Empfindlichkeit meist nicht konstant, sondern nahm langsam ab (Abb. 11).

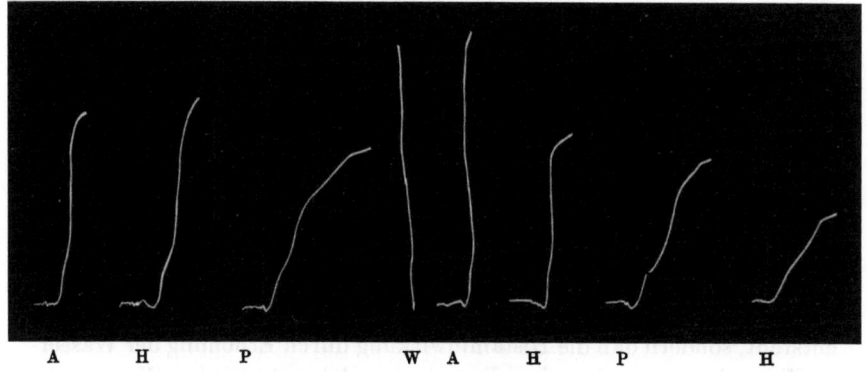

Abb. 11. Meerschweinchendünndarm. CO_2-freie Salzlösung p_H 7,5. Bei W Wechsel zur Lösung mit 70 mm CO_2 p_H 6,4.
A 0,1 γ Acetylcholin, H 0,15 γ Histamin, P 5 γ Pilocarpin.

Nach dieser Beobachtung könnte man annehmen, daß nicht das CO_2, sondern das Bicarbonat die Aufhebung der Erregbarkeit bedingt. Jedoch hatte eine hohe Bicarbonatkonzentration mit niederem CO_2-Druck (und hohem p_H) keine Wirkung, die der von 70 mm CO_2 bei

p_H 7,46 vergleichbar war, vielmehr wurde die Erregbarkeit dadurch nur wenig beeinträchtigt. Besonders wirksam ist also hoher CO_2-Druck bei alkalischer Reaktion.

Einer kurzen Erörterung bedürfen noch die Versuche von *Garan* (3). Die Deutung, die diesen Versuchsergebnissen gegeben wurde, ist mit den hier beschriebenen Ergebnissen der Untersuchungen über Histamincarbamat und über die Beeinflussung der Histaminwirkung am Darm durch Wasserstoffionen und CO_2 nicht vereinbar. *Garan* benutzte für

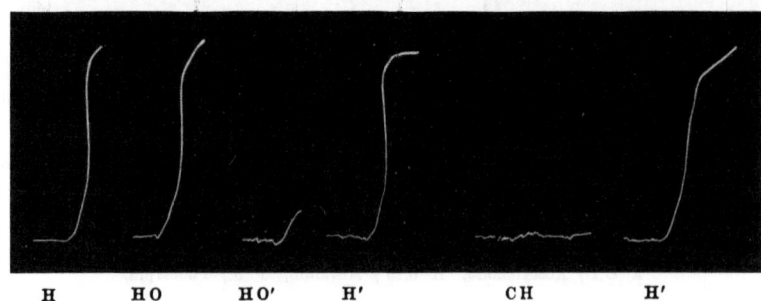

Abb. 12. Meerschweinchendünndarm. CO_2-freie Salzlösung p_H 7,5.
H 0,1 γ Histamin gelöst in 0,1 ccm Wasser,
H O 0,1 γ Histamin gelöst in 1,0 ccm Wasser,
H' und H O' Lösungen wie H und H O gesättigt mit 1 At CO_2,
C Darmbad mit 5 % CO_2 und 95 % O_2 durchspült.

seine Versuche Salzlösungen, die nur mit Phosphat (0,005%) gepuffert waren, p_H 7,3. Wurde diese Lösung mit einem Gemisch von 80% CO_2 und 20% O_2 durchperlt, so reagierte der Darm darin nicht mehr auf Histamin, wohl aber noch auf Acetylcholin. Die Histaminwirkung war auch aufgehoben, wenn die Histaminlösung mit CO_2 durchperlt und 1 ccm von der Lösung dem Darmbad zugesetzt wurde. Beide Beobachtungen ließen sich bei Wiederholung der Versuche unter Verwendung carbonatfreier Salzlösungen bestätigen. Auf sehr einfache Weise konnte aber gezeigt werden, daß beim Durchperlen von Histamin-Dihydrochloridlösung mit CO_2 nicht eine inaktive Histamin-CO_2-Verbindung entsteht, sondern daß die Histaminwirkung durch Erhöhung der Wasserstoffionenkonzentration im Darmbad gehemmt wird. Wenn zwei Histaminlösungen mit reinem CO_2 durchperlt wurden, von denen die eine (A) 0,1 γ Histamin in 0,1 ccm, die andere (B) 0,1 γ Histamin in 1,0 ccm enthielt, so war bei Anwendung von jeweils 0,1 γ Histamin die Lösung B unwirksam, während die Lösung A wie die CO_2-freie Kontrolle wirkte (Abb. 12). Durch Zugabe von 1 ccm CO_2-gesättigter Lösung zu 20 ccm der Badflüssigkeit wurde eine CO_2-Konzentration von 5% der Sättigung in der Badflüssigkeit erreicht, die die schwach gepufferte

Salzlösung stark sauer machte. In *Garans* Versuchen wurde jeweils 1 ccm der Histaminlösung verwandt. Eine Lösung von Histamindihydrochlorid ist deutlich sauer und kann schon darum kein Carbamat bilden. Die von *Garan* beobachteten CO_2-Wirkungen sind ausschließlich Wirkungen der Wasserstoffionen.

Die CO_2-Wirkung auf Fermente.

Die eingangs erwähnten Überlegungen über die Reaktion von CO_2 mit Proteinen und Fermenten und die Änderung ihrer chemischen und physikalischen Eigenschaften wurden an verschiedenen Fermenten nachgeprüft. Da die Reaktion des CO_2 mit Proteinen vornehmlich die Aminogruppen betrifft, wurden für die Untersuchungen Fermente gewählt, für deren Aktivität die Ladung und Entladung von Aminogruppen offenbar wichtig ist. Das sind solche, die ihre optimale Aktivität in alkalischer Lösung entfalten. Untersucht wurden die Histaminase, d-Aminosäureoxydase, Katalase und Nierenphosphatase.

3. Histaminase.

Bei der Beschreibung des Einflusses von CO_2 auf die Histaminwirkung wurde als eine Möglichkeit der Erklärung der CO_2-Wirkung die Hemmung der Histaminzerstörung erwähnt. Die Versuche über die Oxydation von Histamin seien darum zuerst behandelt.

Die Histaminase wurde aus Schweinenierenrinde gewonnen. Die Nierenrinde wurde im Latapie-Apparat zerkleinert und zweimal mit der gleichen Menge 0,005 mol. Phosphat vom p_H 7,8 extrahiert. Der Gewebsbrei wurde jedesmal durch ausgiebiges Zentrifugieren abgetrennt. Die Lösung blieb auch nach langem Zentrifugieren noch trübe. Durch Zugabe von Ammoniumsulfat bis zum Sättigungsgrad 0,3 und scharfes Zentrifugieren konnten die Trübungen fast völlig beseitigt werden. Anschließend wurde weiter mit Ammoniumsulfat fraktioniert gefällt. Die höchste Aktivität besaßen die Fraktionen vom Sättigungsgrad 0,4 bis 0,6. Nach dem Fällen wurde gründlich dialysiert, um Ammoniak und organische Substanzen, die durch andere anwesende Fermente oxydiert werden könnten, zu entfernen. Die Fraktionen mit hohem Fermentgehalt wurden dann noch ein- oder zweimal fraktioniert gefällt.

Die Fermentwirkung wurde hauptsächlich durch manometrische Messung des Sauerstoffverbrauchs nach Zugabe von Histamin bei 38⁰ bestimmt. In den Hauptraum kegelförmiger *Warburg*-Gefäße wurde die Fermentlösung und Pufferlösung gegeben und in die Birne Histaminlösung. Nach einer Kontrollperiode zur Messung des Sauerstoffverbrauchs der Fermentlösung wurde das Histamin eingekippt. Die Sauerstoffaufnahme gut dialysierter Fermentlösungen ohne Histamin war meist Null oder sehr gering. Außer der Messung des Sauerstoffverbrauchs wurde in mehreren Versuchsreihen die Ammoniakbildung gemessen. Die Ammoniakbestimmung erfolgte nach Destillation nach *Parnas* (30) kolorimetrisch mit *Nesslers* Reagens. Schließlich wurde auch die Abnahme der Histaminkonzentration im Reaktionsgemisch durch biologische Histaminbestimmung am Meerschweinchendünndarm verfolgt.

Die Reaktion der Histaminzerstörung und die Eigenschaften der Histaminase sind vornehmlich von *Best* und *Mc Henry* (31) und von *Zeller* (32) untersucht worden. Der Abbau des Histamins erfolgt durch Oxydation unter Bildung von Ammoniak. Im Laufe der eigenen Untersuchungen ergaben sich einige Befunde von allgemeinerem Interesse, die zunächst erwähnt werden sollen.

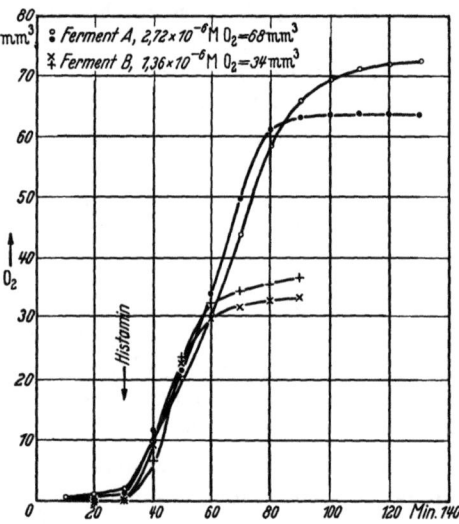

Abb. 13. Oxydation von Histamin durch Histaminase.
Temp. 38°.
Phosphat p_H 7,5. 0,5 mg Histamin = $2{,}72 \cdot 10^{-6}$ Mol.

Unter den Fermentlösungen, die nach der oben beschriebenen Methode gewonnen wurden, konnten zwei Gruppen unterschieden werden, die beide Histamin abbauten, aber offenbar in verschiedenem Grade. Die Fermentpräparate, die nach der ersten fraktionierten Fällung des Nierenextraktes mit Ammoniumsulfat gewonnen wurden, nahmen nach Zugabe von Histamin 1 Mol Sauerstoff pro 1 Mol Histamin auf. Diese Präparate sollen im folgenden als Ferment A bezeichnet werden. Nach mehrmaligem Umfällen von Ferment A wurden Präparate erhalten, die nach Zugabe von Histamin nur $1/2$ Mol Sauerstoff pro 1 Mol Histamin aufnahmen, Ferment B. In Abb. 13 sind Histaminoxydationen mit Ferment A und B wiedergegeben. In der Vorperiode von 30 Minuten hatte Ferment A einen ganz geringen Sauerstoffverbrauch, Ferment B gar keinen. Nach Zugabe von 0,5 mg Histamin, $2{,}72 \cdot 10^{-6}$ Mol, nahm Ferment A 65 bis 70 cmm Sauerstoff auf, Ferment B etwa 35 cmm Sauerstoff. $2{,}72 \cdot 10^{-6}$ Mol O_2 sind 68 cmm, $1{,}36 \cdot 10^{-6}$ Mol O_2 sind 34 cmm O_2. Der gefundene Sauerstoffverbrauch entspricht also recht genau 1 Mol bzw. $1/2$ Mol O_2 pro 1 Mol Histamin. Nach Ablauf der schnellen Sauerstoffaufnahme durch Ferment A dauerte oft die Sauerstoffaufnahme noch weiter an mit einer Geschwindigkeit, die höher als in der Kontrollperiode war.

Die Produkte der Oxydation des Histamins durch Ferment A und B waren bei der Prüfung am Meerschweinchendarm beide biologisch inaktiv. Zur biologischen Inaktivierung genügt also die Aufnahme von einem Atom Sauerstoff durch das Histaminmolekül.

Ferment B bildete bei der Oxydation von 0,5 mg Histamin 0,04 bis 0,05 mg Ammoniak. Das entspricht 1 Mol Ammoniak pro 1 Mol Histamin. Ferment A bildete etwas mehr Ammoniak, 0,045 bis 0,075 mg bei Oxydation von 0,5 mg Histamin. Jedoch sind diese Daten nicht so genau wie die ersteren, da für eine größere eigene Ammoniakbildung korrigiert werden mußte. Offenbar spaltete auch Ferment A nur 1 Mol Ammoniak ab.

Der zusätzliche Sauerstoffverbrauch von Ferment A ist noch nicht aufgeklärt. Wahrscheinlich enthält Ferment B die Histaminase und Ferment A außer der Histaminase ein Ferment, das das Histamin selbst oder das erste Oxydationsprodukt zu oxydieren vermag.

Der Einfluß des CO_2 auf die Histaminase wurde bei verschiedenen p_H-Werten und CO_2-Drucken in der Weise untersucht, daß die Fermentwirkung in Lösungen von CO_2 und Bicarbonat mit der in CO_2-freien gepufferten Lösungen von gleichem p_H verglichen wurde. Für die Vergleichslösungen wurden Phosphat, Pyrophosphat und Veronal als Puffer benutzt. Bei der manometrischen Messung des Sauerstoffverbrauchs wurden die Gefäße für die CO_2-haltigen Lösungen mit einem Gemisch von CO_2 und O_2 gefüllt, die anderen Gefäße mit O_2.

Die Messung der Geschwindigkeit der Histaminoxydation ist nicht so sicher möglich wie die vieler anderer Fermentreaktionen. Sehr oft verlief die Reaktion unter ständiger Beschleunigung bis zum Ende, so z. B. auch in den Versuchen der Abb. 13. Nach Zugabe des Substrats dauerte es oft 3 bis 8 Minuten, ehe die Reaktion überhaupt merklich in Gang kam, namentlich, wenn die Fermentkonzentration gering war. Die Fermentwirkung war also schlecht durch die Anfangsgeschwindigkeit oder eine einfache Reaktionskonstante zahlenmäßig zu kennzeichnen.

Die Abhängigkeit der Aktivität der Histaminase vom p_H ist bereits von *Best* und *Mc Henry* (31) untersucht worden. Die Aktivität nimmt vom p_H 5 bis p_H 7 stark zu, ist zwischen p_H 7 und p_H 8 praktisch gleich und nimmt dann wieder ab. Die eigenen Messungen bestätigen dies Ergebnis mit der kleinen Abweichung, daß die Aktivität erst bei $p_H > 8,5$ wieder merklich abnimmt. Für die CO_2-Wirkung auf die Histaminase ist ein Beispiel in Abb. 14 gegeben. Die Versuche wurden in Lösungen vom p_H 7,5 und 8,0 durchgeführt. Die CO_2-freien Lösungen wurden mit Veronal gepuffert, die CO_2-haltigen standen unter einem Druck von 70 mm CO_2. Die CO_2-freien Lösungen enthielten Natriumchlorid äquimolar der Bicarbonatkonzentration der Parallelversuche.

Die dabei in Frage kommenden Konzentrationen beeinträchtigten jedoch die Fermentwirkung nicht.

Während die Oxydation des Histamins in den Kontrollversuchen bei p_H 7,5 und 8,0 gleich schnell verlief, war die Geschwindigkeit der Oxydation in CO_2-Bicarbonat bei p_H 7,5 etwas und bei p_H 8 schon deutlich gehemmt. In Lösungen vom $p_H < 7,1$ war keine CO_2-Hemmung nachweisbar, ebenso nicht bei CO_2-Drucken unter 30 mm Hg.

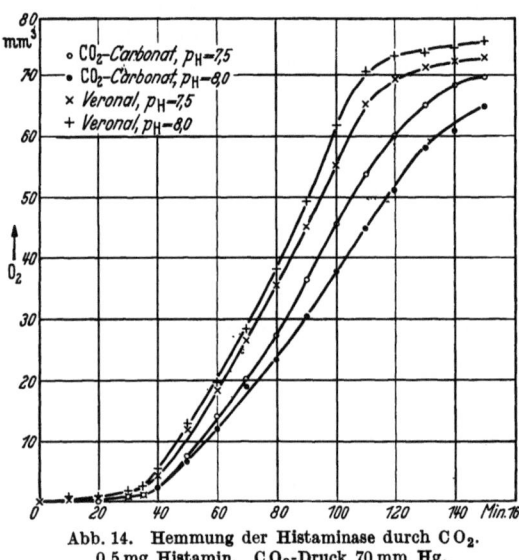

Abb. 14. Hemmung der Histaminase durch CO_2. 0,5 mg Histamin. CO_2-Druck 70 mm Hg.

Für den Angriff der hemmenden CO_2-Wirkung kommt sowohl das Substrat wie das Ferment in Frage. Die Hemmung trat immer unter Bedingungen ein, die die Carbamatbildung begünstigen. Es wurde dann auch immer Histamincarbamat gebildet, das vielleicht schlechter oxydierbar ist als Histamin. Versuche mit verschiedenen Substratkonzentrationen haben noch keine sichere Entscheidung ermöglicht in der Frage, ob die Annahme der Unangreifbarkeit des Histamincarbamats durch die Histaminase zur Erklärung der Hemmung genügt oder ob eine unmittelbare Wirkung des CO_2 auf das Ferment angenommen werden muß.

4. d-Aminosäureoxydase.

Im Gegensatz zur Oxydation des Histamins durch die Histaminase verläuft die Oxydation von d-Alanin durch die d-Aminosäureoxydase mit großer Regelmäßigkeit. Bei genügendem Substratüberschuß verläuft die Oxydation als Reaktion nullter Ordnung. Die Reproduzierbarkeit der einzelnen Messungen ist außerordentlich gut. Die quantitativen Verhältnisse der CO_2-Wirkung werden darum hier etwas ausführlicher dargelegt.

Die d-Aminosäureoxydase wurde aus der Rinde von Hundenieren gewonnen. Nach dem Vorgang von *Krebs* (33) und *Negelein* und *Brömel* (34) wurde aus der Nierensubstanz zunächst ein Acetontrockenpulver hergestellt. Die Nierenrinde wurde unmittelbar nach dem Töten der Tiere im Latapie-Apparat zerkleinert, in das 5- bis 10fache Volumen kalten Acetons geschüttet, 6 bis 8 Stunden unter wiederholtem Umschütteln stehengelassen, das Aceton auf der Nutsche abgesaugt, nochmals 1 Stunde mit Aceton extrahiert, abgesaugt und schließlich im Vakuum getrocknet. Zur Herstellung der Fermentlösung wurde 1 Teil des Pulvers mit 100 Teilen 0,005 mol. Pyrophosphat, p_H 8, 30 Minuten unter Rühren extrahiert und der unlösliche Rückstand durch scharfes Zentrifugieren abgetrennt. 1 ccm solcher Lösungen enthielt im Durchschnitt 2 mg Eiweiß. Verdünnt auf 5 ccm nahmen 2 mg nach Zugabe von Alanin in 10 Minuten 40 cmm O_2 auf. Die Aktivität dieser Präparate aus Hundenieren war größer als die von Präparaten aus Hammelnieren [s. auch *Negelein* und *Brömel* (34)].

Für die Untersuchungen wurde das Ferment nicht weiter gereinigt. Wie *Negelein* und *Brömel* (34) fanden, verläuft die Oxydation von Alanin durch hochgereinigte Fermentpräparate unter Aufnahme von 1 Mol O_2 pro Mol Alanin und Bildung von je 1 Mol CO_2 und NH_3, also: Alanin $+ O_2 =$ Essigsäure $+ CO_2 + NH_3$. Von den ungereinigten Extrakten aus dem Acetontrockenpulver wurde aber nur $1/2$ Mol O_2 pro Mol Alanin aufgenommen, wie *Krebs* (33) beschrieb und die eigenen Messungen bestätigen: Alanin $+ 1/2 O_2 =$ Brenztraubensäure $+ NH_3 \cdot CO_2$ wurde nicht gebildet. Die Erklärung des Unterschiedes durch *Negelein* und *Brömel* ist wohl überzeugend, nämlich, daß bei der Oxydation des Ferments durch den Sauerstoff Wasserstoffperoxyd entsteht, das im Falle der reinen Präparate die Brenztraubensäure oxydiert, im Falle der unreinen Präparate aber von der Katalase oxydiert wird.

Die Fermentwirkung wurde hauptsächlich durch manometrische Messung des O_2-Verbrauchs bestimmt. In den Hauptraum der kegelförmigen *Warburg*-Gefäße wurde Fermentlösung und Pufferlösung, insgesamt 5 ccm, gegeben und in die Birne 2 bis 10 mg Alanin. Für die Versuche ohne CO_2 wurde 1 ccm einer m/10 Pufferlösung verwandt, der Gasraum mit O_2 gefüllt. In den Versuchen mit CO_2 wurde der Gasraum mit CO_2-O_2-Gemisch gefüllt und der Flüssigkeit die notwendige Konzentration an Bicarbonat gegeben. Pyrophosphat wurde den CO_2-Ansätzen in einigen Versuchen ebenfalls noch zugegeben, doch hatte das keinen Einfluß auf den Verlauf der Oxydation. Andererseits wurden Kontrollversuche gemacht durch Zufügen von Natriumchlorid zu den Puffer-Fermentlösungen in Konzentrationen, die dem Bicarbonat entsprachen. Die dabei beobachteten Abweichungen blieben unter 15% der regulären Geschwindigkeiten. Da die Katalase auch von CO_2 gehemmt wird (wenn auch nicht vollständig), wurde in einigen Versuchen den CO_2-Ansätzen noch Katalase zugegeben, um die CO_2-Bildung ganz sicher zu verhindern. Das Ergebnis war das gleiche wie ohne Katalasezusatz. In einigen Versuchen wurde die Ammoniakbildung gemessen.

Die CO_2-Wirkung wurde über einen weiten p_H-Bereich untersucht, vom p_H 5 bis 8. Für die Kontrollmessungen ohne CO_2 wurde die Lösung hauptsächlich durch Pyrophosphat gepuffert, daneben wurden auch Phosphat und Veronal verwendet. Pyrophosphat besitzt für Messungen der p_H-Abhängigkeit von Fermenten den Vorzug, daß man im Bereich von p_H 5 bis 9 mit dem gleichen Puffer arbeiten kann infolge der günstigen Größe der 3. und 4. Dissoziationskonstanten der Pyrophosphorsäure, $pK_3' = 6{,}68$, $pK_4' = 9{,}39$. Ein Nachteil kann freilich die hohe Ionenstärke sein (drei- und vierwertige Ionen).

Die Abhängigkeit der Aktivität der d-Aminosäureoxydase vom p_H war schon von *Krebs* (33) untersucht worden. Er fand ein Optimum

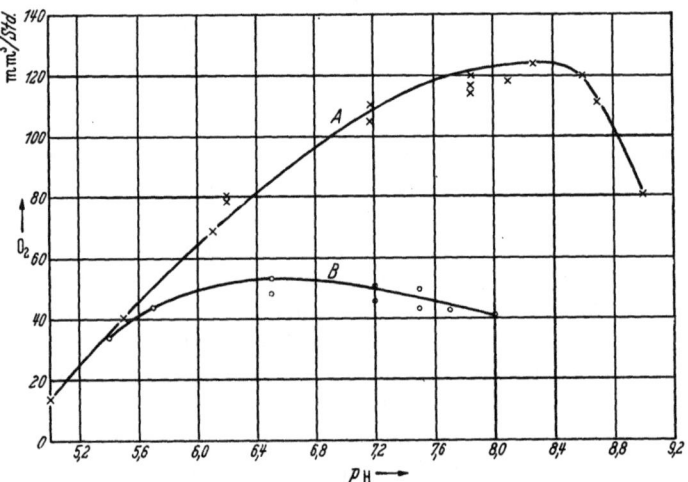

Abb. 15. Hemmung der d-Aminosäureoxydase durch CO_2.
Kurve A: Oxydationsgeschwindigkeit von Alanin in Pyrophosphat.
Kurve B: Oxydationsgeschwindigkeit von Alanin in 70 mm CO_2-Bicarbonat.

zwischen p_H 8 und 9, nahe bei 9, mit steilem Abfall nach beiden Seiten, so daß bei p_H 7 und 10,3 die Aktivität nur noch 25% der optimalen betrug. Die eigenen Messungen bestätigen das p_H-Optimum zwischen 8 und 9, etwa p_H 8,5, und den steilen Abfall nach der alkalischen Seite. Dagegen nahm die Aktivität nach der sauren Seite wesentlich allmählicher ab, z. B. betrug die Aktivität bei p_H 6 noch 60% der optimalen (siehe Abb. 15, Kurve A).

In CO_2-haltigen Lösungen war die Aktivität der Aminosäureoxydase geringer als in Phosphat-, Pyrophosphat- oder Veronallösungen. Die Hemmung durch CO_2 war um so stärker, je geringer die Wasserstoffionenkonzentration war (Abb. 15). Diese Zunahme der Hemmung mit dem p_H verschob das p_H-Optimum nach der sauren Seite. In einer Lösung mit 70 mm CO_2-Druck wurde das p_H-Optimum von 8,5 nach 6,5 verschoben (Abb. 15).

Neben der Wasserstoffionenkonzentration bestimmte der CO_2-Druck den Grad der Hemmung durch CO_2, mit steigendem Druck wurde die Hemmung stärker. In Abb. 16 ist die Hemmung in Abhängigkeit vom CO_2-Druck und p_H für drei verschiedene CO_2-Drucke: 30, 70 und 140 mm Hg, wiedergegeben. Die Hemmung ist ausgedrückt in Prozenten gemäß $\dfrac{R_{Py} - R_{CO_2}}{R_{Py}} \cdot 100$, wo R_{Py} die Geschwindigkeit in Pyrophosphatlösung ist und R_{CO_2} die entsprechende Geschwindigkeit in CO_2-Bicarbonatlösung.

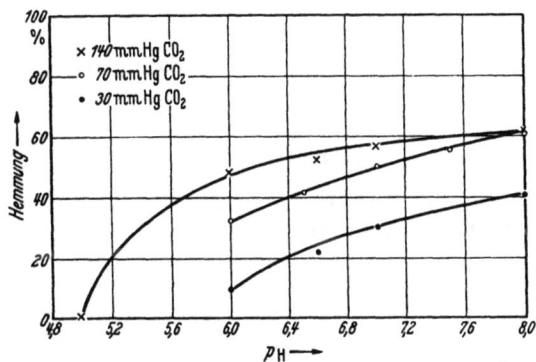

Abb. 16. Hemmung der d-Aminosäureoxydase durch CO_2 in Abhängigkeit vom CO_2-Druck und p_H.

Über einen Wert von etwa 60% scheint die Hemmung nicht hinauszugehen. Die Kurve B der Abb. 15 zeigt, daß die Gegenwart von CO_2 die Aktivität der d-Aminosäureoxydase auf einem konstanten Niveau hält und jeweils den mit steigendem p_H möglichen Zuwachs an Aktivität aufhebt. Wenn wir annehmen, daß die Änderung der Aktivität des Ferments mit der Wasserstoffionenkonzentration durch die Änderung der Ladung des Ferments bedingt ist, so kommt für die Zunahme der Aktivität vom $p_H > 5$ an hauptsächlich die Entladung von Aminogruppen in Betracht. Werden diese entladenen Aminogruppen dann mit CO_2 besetzt, so könnte ihr fördernder Einfluß wieder hinfällig werden. Wenn beim p_H 6 schon meßbare Mengen von Aminogruppen entladen werden sollen, so müssen Aminogruppen von verhältnismäßig großer Dissoziationskonstante vorhanden sein, größer als die der isolierten Aminosäuren. Das ist für Proteine sehr wahrscheinlich wie die Titrationskurven zeigen. Ferner ist schon bei einfachen Di- und Tripeptiden eine erhebliche Vergrößerung der Dissoziationskonstanten der Aminogruppe nachweisbar, z. B. Glycyl-Glycyl-Glycin $pK'_{NH_2} = 7,9$ (35), Isoglutathion $pK_{NH_2} = 7,62$ (36), Cysteinylcystein $pK_{NH_2} = 6,78$ (36).

An einer kleinen Menge des gereinigten Proteins der d-Aminosäureoxydase, das mir Dr. *Negelein* freundlichst überlassen hatte, konnte beim p_H 7 schon eine CO_2-Aufnahme über die Löslichkeit hinaus nachgewiesen werden.

Ebenso wie das Histamin bildet auch das Alanin ein Carbamat. *Stadie* und *O'Brien* (7) fanden $pK_{Am} = 4{,}9$. Beim Vergleich der Beziehungen zwischen Substratkonzentration und Oxydationsgeschwindigkeit mit der Konzentration an Carbamat konnte jedoch insbesondere bei höheren Substratkonzentrationen ausgeschlossen werden, daß die Hemmung ausschließlich auf Verminderung der Substratkonzentration infolge Carbamatbildung beruht. Zudem ist nicht zu entscheiden, ob das Alanincarbamat nicht auch oxydiert werden kann. *Keilin* und *Hartree* (37) fanden, daß eine einfache Methylierung am Stickstoff die Oxydation des Alanins durch Aminosäureoxydase nicht stört. Dagegen wurde N-Dimethyl-Alanin von der Aminosäureoxydase nicht angegriffen.

5. Katalase.

Katalase wurde aus Rinderleber dargestellt nach dem Verfahren von *Sumner* und *Dounce* (38). Die verwandten Präparate hatten ein Kat. f. = 17000. Die Aktivität wurde durch manometrische Be-

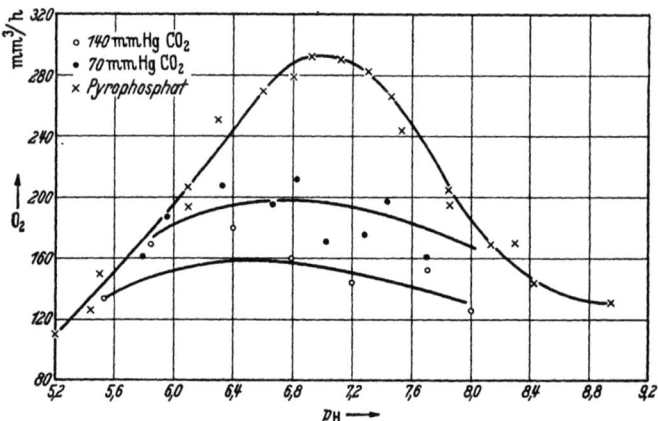

Abb. 17. Hemmung der Katalase durch CO_2. Anfängliche Konzentration von Wasserstoffperoxyd 2 Millimol/Liter.

stimmung der O_2-Freisetzung gemessen. Die Versuchsanordnung entsprach ganz der für die Histaminase und d-Aminosäureoxydase angewandten. Im Hauptraum der Gefäße befand sich Pufferlösung mit Ferment, zusammen 5 ccm, in der Birne 0,1 ccm 0,1 m Wasserstoffperoxyd. Für die CO_2-freien Lösungen wurde wieder Pyrophosphat, Phosphat und Veronal verwandt, 1 ccm 0,1 m Lösung für 5 ccm Flüssigkeit.

Die früheren Untersuchungen über den Einfluß der Wasserstoffionen auf die Aktivität der Katalase hatten keine ganz übereinstimmenden

Ergebnisse. *Sörensen* (39) beobachtete bei Kalbsleberkatalase einen starken Anstieg der Aktivität von p_H 4 bis 6, einen allmählichen weiteren Anstieg zum Maximum zwischen p_H 6,5 und 7 und in mehr alkalischer Lösung wieder eine starke Abnahme der Aktivität. *Michaelis* und *Pechstein* (40) fanden einen ähnlichen Anstieg der Aktivität in saurer Lösung bis zum p_H 6, dann aber keine Änderung bis zum p_H 9 [weitere Literatur bei *Morgulis* (41)].

In Abb. 17 sind die Ergebnisse von Messungen der Katalaseaktivität in Pyrophosphat vom p_H 5 bis 9 enthalten. Sie bestätigen die Messungen von *Sörensen*.

Die Aktivität der Katalase in CO_2-haltigen Lösungen ist ebenfalls in Abb. 17 dargestellt. In saurer Lösung bis zum p_H 6 war kein Einfluß von CO_2 vorhanden. Bei weiterer Erniedrigung der Wasserstoffionenkonzentration trat bei Anwesenheit von CO_2 eine Hemmung auf. Das Ausmaß der Hemmung war vom CO_2-Druck abhängig. In CO_2-haltigen Lösungen wurde der Anstieg der Aktivität zwischen p_H 6 und 7 weitgehend vermindert. Statt dessen ergab sich ein ziemlich flacher Verlauf der p_H-Aktivitätskurve zwischen p_H 6 und 8. Wie aus Abb. 19 zu entnehmen ist, war die Hemmung am stärksten beim p_H 7, dem Optimum der Katalaseaktivität, und wurde bei $p_H > 7$ wieder geringer.

Die Substratkonzentration war von Einfluß auf das Ausmaß der Hemmung durch CO_2. Für quantitative Angaben reichen die Messungen noch nicht aus, da in CO_2-haltigen Lösungen die Wasserstoffperoxydoxydation durch Katalase unregelmäßiger verlief als in Pyrophosphatlösungen, wie auch aus Abb. 19 zu entnehmen ist.

Messungen der CO_2-Bindung zeigten, daß die Katalase bei p_H 7,0 bis 7,2 schon Carbamat bildet.

6. Nierenphosphatase.

Neben den drei erwähnten Oxydationsfermenten wurde bisher erst ein hydrolysierendes Ferment in seinem Verhalten gegenüber CO_2 untersucht, die Nierenphosphatase.

Die Phosphatase wurde aus der Rinde von Rindernieren gewonnen nach einem Verfahren, das schon bei früheren Untersuchungen angewandt worden war [*Kiese* und *Hastings* (42)]. Das Ferment wurde zunächst durch Autolyse in Lösung gebracht. Nach den Angaben von *H. Albers* (43) wurde zu einem Volumen Nierenbrei ein Volumen 50%iger Alkohol und je $1/10$ Volumen Toluol und Äthylacetat oder Äthylbutyrat gegeben und das Gemisch bei Zimmertemperatur 4 bis 6 Tage geschüttelt. Nach dem Filtrieren wurde die Alkoholkonzentration auf 65% erhöht und der Niederschlag nach einigen Stunden abzentrifugiert. Die weitere Reinigung erfolgte durch fraktionierte Fällung mit Ammoniumsulfat. Die höchste Konzentration an Ferment wurde in den

Fraktionen gefunden, die zwischen 70 und 90% Sättigung ausfielen. Nach zwei- bis dreimaligem fraktionierten Fällen konnten Präparate erhalten werden, die 200 bis 220 Phosphataseeinheiten (*Albers*[1]) pro mg enthielten. Aus mehreren Kilogramm Nieren konnten einige hundert Milligramm solcher Präparate erhalten werden. Zur Entfernung des angewandten Ammoniumsulfats war eine Dialyse erforderlich. Durch langes Dialysieren verliert Phosphatase an Aktivität, offenbar durch Abspaltung eines Co-Ferments, wie *H. Albers* und Mitarbeiter (44) und *D. Albers* (45) inzwischen gezeigt haben. Der Aktivitätsverlust durch Dialyse konnte wesentlich vermindert werden, wenn möglichst konzentrierte Lösungen nicht gegen Wasser, sondern gegen gesättigte Magnesiumphosphatlösung dialysiert wurden. Magnesiumphosphat wurde den Lösungen auch schon vor der ersten Fällung im Überschuß zugefügt.

Die konzentrierten wässerigen Lösungen der Präparate waren ganz leicht gelb, beinahe farblos. Bei der Trocknung blieb ein weißes Pulver zurück, das sich ohne Rückstand in Wasser löste. In wässeriger Lösung waren die aktivsten Präparate nicht sehr beständig.

Die Ausbeute der fraktionierten Fällung mit Ammoniumsulfat war in Qualität und Quantität besser als die der Alkoholfällung. Nach Alkoholfällung wurde viel Ferment im unlöslichen Rückstand verloren. Vorteilhafter als die Alkoholfällung erwies sich die Acetonfällung.

Als Maß für die Aktivität der Phosphatase wurde die Anfangsgeschwindigkeit der Spaltung von β-Glycerophosphat gewählt. Zu 20 ccm einer Lösung von Puffer 25 Millimol/Liter, Glycerophosphat 15 Millimol/Liter und Magnesiumsulfat 1 Millimol/Liter wurden 0,2 ccm Fermentlösung gegeben. Temperatur 38°. Nach 10 Minuten wurde die Reaktion durch Ansäuern und Abkühlen unterbrochen und das freigesetzte Phosphat gravimetrisch [*v.Lorenz* (46)] oder kolorimetrisch [*Fiske* und *Subbarow* (47)] bestimmt.

Bei den Versuchen mit CO_2-haltigen Lösungen wurde die Lösung bis zur Zugabe von Ferment mit CO_2-O_2-Gemischen durchperlt. Während der Fermentwirkung wurde der Gasraum über der Lösung auf dem gleichen CO_2-Druck gehalten.

In allen Fällen wurde das p_H der Lösungen (Puffer + Glycerophosphat + Magnesiumsulfat) genauestens mit der Wasserstoff- oder Glaselektrode gemessen, da die Phosphataseaktivität im Bereich von p_H 7 bis 10 außerordentlich stark vom p_H abhängt.

Zur Ermittlung der Beziehung der Phosphataseaktivität zur Wasserstoffionenkonzentration wurden verschiedene Puffer benutzt: Acetat, Veronal, Glykokoll, Carbonat. Das Ergebnis ist in Abb. 18

---

[1] 1 Phosphataseeinheit nach *Albers* (43) ist die Menge Ferment, die bei 35°, p_H 9 und 0,001 bis 0,006 Mol pro Liter Magnesium in 1 Stunde 0,1 mg Phosphor (als Phosphat) abspaltet.

wiedergegeben. Die Aktivität steigt vom p_H 7 bis zum Optimum bei p_H 9,2 um das 20fache und fällt mit weiter steigendem p_H noch schneller wieder ab. Das Ergebnis stimmt mit den Messungen von *H. Albers* (43) überein. Abb. 18 zeigt auch, daß in den benutzten Fermentpräparaten

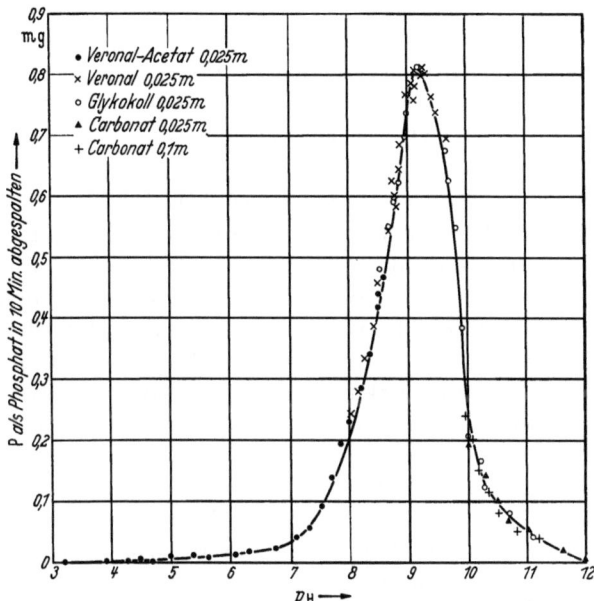

Abb. 18. Abhängigkeit der Aktivität von Nierenphosphatase vom p_H.

Phosphatasen mit einem p_H-Optimum im Sauren (4,5 bis 6) nicht in meßbarer Konzentration vorhanden waren.

Von den benutzten Puffern hatte offenbar keiner einen merkbaren spezifischen Einfluß auf die Phosphatase. In den p_H-Bereichen, in denen zwei verschiedene Puffer verwendet werden konnten, war die Aktivität des Ferments in beiden Fällen gleich.

Die Aktivität der Phosphatase wurde durch CO_2 gesteigert. Bei CO_2-Spannungen von 35 mm Hg war die Wirkung noch gering,

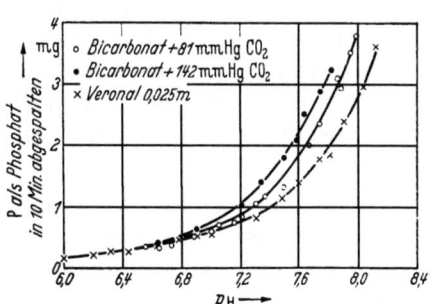

Abb. 19. Steigerung der Aktivität der Nierenphosphatase durch CO_2.

erreichte aber bei Drucken von 81 und 142 mm ein beachtliches Maß. Unter p_H 7 war eine CO_2-Wirkung nicht festzustellen. Von p_H 7 an nahm sie mit steigendem p_H zu (Abb. 19). Daß die Wirkung nicht dem Carbonat zukommt, konnte durch Messungen nachgewiesen werden, die in Abb. 18 wiedergegeben sind. Zwischen p_H 10 und 11 wurde die Phosphataseaktivität in Glykokoll und Carbonat gemessen. Ein Unterschied war nicht festzustellen. Der CO_2-Druck ist in solchen Lösungen außerordentlich niedrig.

7. Diskussion.

Sowohl auf den komplexen Vorgang der Erregung des Muskels wie die einfacheren Vorgänge von Fermentreaktionen hat das CO_2 Wirkungen, die ihm eigentümlich sind. An der Darmmuskulatur sind diese Wirkungen bei niedrigen CO_2-Drucken gering und nicht gleichgerichtet, sie beschränken sich auf bestimmte Substanzen. Der Einfluß der Wasserstoffionenkonzentration ist demgegenüber stärker.

Der Einfluß der Wasserstoffionenkonzentration auf die Erregbarkeit der Darmmuskulatur verdient zunächst einige Beachtung. Die bisher vorliegenden Mitteilungen über den Einfluß von Wasserstoffionen auf die Wirkung verschiedener Pharmaca sind nicht sehr zahlreich und beschränken sich meist auf Einzelangaben. *Andrus* (48) beobachtete zuerst, daß die Acetylcholinwirkung am Herzen bei p_H 8 schwächer ist als bei p_H 7. Diese Beobachtung ist bestätigt worden [*Clark* (49), *Davis* (50), *Beznák* (51)]. Auch am Blutegel wirkt Acetylcholin in saurer Lösung stärker als in alkalischer [*Werle* und *Übelmann* (52)]. Die Histaminwirkung auf den Blutdruck des Kaninchens [*Eichler* und *Killian* (53)], wie auch die Histamin- und Pilocarpinwirkung auf die Bronchialmuskulatur im ganzen Tier [*Eichler* und *Mügge* (54), *Tiefensee* (55)] werden durch Acidose abgeschwächt.

Auf den isolierten Meerschweinchenuterus wirkt Histamin bei p_H 8,4 stärker als bei p_H 7,2 [*Phelps* (56)], auf den isolierten Meerschweinchendarm bei p_H 5,7 nur etwa halb so stark wie bei p_H 7,3 [*Garan* (3)]. Alle diese Untersuchungen zeigen, daß kein allgemeiner Zusammenhang zwischen Ladung der wirkenden Substanz und Wirkungsstärke besteht. Die „sensibilisierende Wirkung des Alkalis" [*Hemmingway* (57)] ist sicher keine allgemeine Wirkung. Und auch das Prinzip der „Austauschbindung" [*Zipf* (58)] gilt offenbar nur in einem engeren Rahmen.

Es wurde oben schon erwähnt, daß die Messung der Erregbarkeit des Darms über einen größeren p_H-Bereich auf einen komplexen Mechanismus der Wasserstoffionenwirkung hinweist. Der Ladungszustand der wirkenden Substanz mag auch von Einfluß sein, sicher sind aber auch Änderungen der Erregbarkeit des Organs in besonderem Maße mitbestimmend. Hier ergeben sich also nicht so verhältnismäßig einfache Beziehungen wie bei den Lokalanästheticis. Nachdem *Gros* (59) gefunden hatte, daß die Lokalanästhetica in alkalischer Lösung stärker wirken als in saurer und daraus auf eine stärkere Wirkung der ungeladenen Moleküle geschlossen hatte, ergaben genaue Messungen von *Trevan* und *Boock* (60) und *Gerlough* (61) und Berechnung der Konzentration an ungeladenen Molekülen aus dem p_H und dem pK der Anästhetica eine sehr enge Beziehung zwischen Wirkungsstärke und Konzentration an ungeladenen Molekülen. Der Einfluß der Wasserstoffionen ließ sich hier also befriedigend erklären durch die Annahme, daß ausschließlich die ungeladenen Moleküle der Lokalanästhetica wirken und daß die durch Änderung der Wasserstoffionenkonzentration bedingten Ladungsänderungen im Gewebe für die lokalanästhetische Wirkung gleichgültig sind.

In der Abhängigkeit der Wirkung verschiedener Alkaloide auf Paramäcien [*Crane* (62)], Staphylococcen und Kaulquappen [*Labes* (63)] scheint ebenfalls ein einfacherer Zusammenhang zwischen p_H und Wirksamkeit zu bestehen.

In den eigenen Versuchen war ein Einfluß geringer CO_2-Drucke auf die Erregbarkeit des Darms durch Acetylcholin zwar gelegentlich nachweisbar, aber stärker beim Histamin. Über den Mechanismus ist nichts Sicheres zu sagen. Drei verschiedene Faktoren sind aufzuzeigen: Die Bildung von Histamincarbamat, die Hemmung der Histaminoxydation, die Änderung der Reaktionsfähigkeit des Gewebes.

Durch höhere CO_2-Drucke wurde die geringe fördernde Wirkung auf die Histaminwirkung nicht etwa verstärkt, sondern aufgehoben. Die Erregbarkeit für verschiedene Substanzen wurde gleichmäßig herabgesetzt. Beachtenswert ist, daß eine erste Erregung unter dem hohen CO_2-Druck bei p_H 7,5 immer noch gut möglich war und danach Unerregbarkeit eintrat. Offenbar wurde durch den hohen CO_2-Druck die Wiederherstellung des Zustandes, der eine normale Erregung ermöglicht, gehemmt. Diese Hemmung war wesentlich stärker bei höherem p_H als bei niederem. Demnach ist unwahrscheinlich, daß intracelluläre Säuerung trotz geringer extracellulärer Wasserstoffionenkonzentration das Wesentliche der Wirkung ist. Das mag der Fall sein, wenn CO_2-Drucke von einer Atmosphäre angewandt werden, wie von *Jacobs* (64) bei Kaulquappen und Protozoen.

Die Tatsache, daß CO_2-Drucke von 35 mm Hg die Erregung fördern können und höhere hemmen, ist wohl zu verstehen aus der Vielzahl der Faktoren, die bei der Erregung beteiligt sind und qualitativ wie quantitativ nicht gleichmäßig beeinflußt werden.

Die CO_2-Wirkung auf die untersuchten Fermente ist qualitativ und quantitativ verschieden. Histaminase, d-Aminosäureoxydase und Katalase werden gehemmt, Phosphatase gefördert. Die Hemmung der Histaminase ist gering, die der Aminosäureoxydase und Katalase ziemlich stark. In jedem Falle fehlte eine nachweisbare CO_2-Wirkung bei $p_H < 6{,}5$. Mit steigendem p_H nahm sie zunächst immer zu. Bicarbonat, dessen Konzentration bei gleichem CO_2-Druck mit dem p_H wächst, kann als die wirksame Form des CO_2 ausgeschlossen werden. Es bestand keine engere Beziehung zwischen Bicarbonatkonzentration und Hemmung. Die Wirkung des CO_2 auf die Fermente verhielt sich wie die Carbamatbildung hinsichtlich der Abhängigkeit vom CO_2-Druck und p_H. Es ist sehr wahrscheinlich, daß der Einfluß des CO_2 auf die Fermente wirklich in einer Carbamatbildung bestand. Der sichere Nachweis dieser Annahme ist jedoch nur aus Messungen von Carbamatbildung und Hemmung der reinen Fermente zu erbringen. Dabei ist freilich zu bedenken, daß nicht alle Aminogruppen eines Moleküls für die Aktivität des Ferments von gleicher Wichtigkeit sind, nicht alle die gleiche Dissoziationskonstante und gleiche Carbamatkonstante haben. Die ungleiche Wirkung auf verschiedene Fermente ist gerade durch diese Tatsache leicht verständlich.

Von Interesse ist schließlich noch die Frage, welche physiologische Bedeutung der CO_2-Wirkung zukommt. Neben der Eigenschaft des Ferments waren CO_2-Druck und p_H die bestimmenden Faktoren für das Maß der CO_2-Wirkung. Sicher spielen die Wirkungen physiologisch eine Rolle, da an isolierten Fermenten CO_2-Drucke und Wasserstoffionenkonzentrationen, die physiologisch vorkommen, bereits wirksam sind. Da die Verteilung der Wasserstoffionen in der Zelle im wesentlichen noch unbekannt ist, ist auch über die Größe des Einflusses, den das CO_2 auf intracelluläre Vorgänge haben kann, nichts Sicheres zu sagen. Aber es ist offenbar, daß nicht nur der Sauerstoff die Fermentaktivität in der Zelle beeinflußt, sondern auch das Kohlendioxyd.

Zusammenfassung.

Die Dissoziationskonstanten des Histamins wurden gefunden zu $pK_1 = 5{,}68$, $pK_2 = 9{,}48$.

Die Carbamatkonstante des Histamins, gemessen für das carbonatfreie Gleichgewicht, ergab sich zu $pK_{Am} = 5{,}22$.

Die Erregbarkeit der Darmmuskulatur für Acetylcholin, Histamin und Pilocarpin wird durch die Wasserstoffionenkonzentration in verschiedener Weise beeinflußt. Von p_H 5,5 bis 8,5 steigt die Histaminwirkung um etwa das 10fache an. Die Acetylcholinwirkung nimmt in gleicher Richtung zu, aber nur auf das Doppelte. Die Pilocarpinwirkung nimmt in alkalischer Lösung ab und beträgt bei p_H 8,5 nur ein Viertel des Wertes bei p_H 5,5. Die Änderung der Erregbarkeit verläuft in dem untersuchten Bereich für alle drei Substanzen geradlinig.

Die Wirkungsstärke von Histamin, Pilocarpin und Acetylcholin auf den isolierten Dünndarm ist nicht ausschließlich vom Ladungszustand der drei Substanzen abhängig, sondern noch mehr von p_H-abhängigen Faktoren im Gewebe.

In Lösungen mit einem CO_2-Druck von 35 mm Hg ist bei p_H 7,5 bis 8 die Histaminwirkung am Darm stärker als in CO_2-freier Lösung. Die Acetylcholin- und Pilocarpinwirkung werden weniger oder gar nicht verändert. In saurer Lösung ist diese CO_2-Wirkung nicht nachweisbar. Als Ursache der CO_2-Wirkung kommt Bildung von Histamincarbamat, Hemmung der Histaminoxydation oder Änderung der Empfindlichkeit des Muskels in Frage.

In Lösungen mit höheren CO_2-Drucken, 70 mm Hg, ist bei alkalischer Reaktion, p_H 7,5, die Erregbarkeit des Muskels nach einer ersten Kontraktion sehr stark vermindert oder ganz aufgehoben. Bei saurer Reaktion und dem gleichen CO_2-Druck nimmt die Erregbarkeit nur langsam ab.

Die Angaben von *Garan* über die Aufhebung der Histaminwirkung durch Bildung von Histamincarbamat erwiesen sich als irrtümlich. Es handelte sich bei seinen Versuchen um Wirkungen der Wasserstoffionen.

CO_2 hat einen schwach hemmenden Einfluß auf die Oxydation von Histamin durch Histaminase. Die Hemmung nimmt mit dem p_H zu.

d-Aminosäureoxydase und Katalase werden durch CO_2-Drucke von 70 bis 140 mm Hg bis zur halben Aktivität gehemmt.

Nierenphosphatase wird durch CO_2 gefördert.

Die beschriebenen CO_2-Wirkungen sind in saurer Lösung nicht nachweisbar und nehmen in der Nähe des Neutralpunktes beginnend mit dem p_H zu. Sie sind vom CO_2-Druck abhängig. Es ist wahrscheinlich, daß CO_2 diese Wirkungen durch Carbamatbildung entfaltet. Bicarbonat ist als wirksame Form mit großer Wahrscheinlichkeit auszuschließen.

Literatur.

1) *J. S. Haldane* u. *J. G. Priestley*, Respiration. Oxford (1935). — 2) *H. Winterstein* u. *G. Frühling*, Pflügers Arch. **234**, 187, 1934. — 3) *R. S. Garan*, Arch. f. exper. Path. u. Pharm. **188**, 247, 1938. — 4) *E. Drechsel*, J. f. prakt. Chem., N. F., **16**, 180, 1877. — 5) *M. Siegfried*, Zeitschr. f. physiol. Chem. **44**, 85, 1905; **46**, 401, 1905; **54**, 423, 457, 1908. — 6) *C. Faurholt*, J. de chim. phys. **22**, 1, 1925. — 7) *W. C. Stadie* u. *H. O'Brien*, J. of biol. Chem. **112**, 723, 1936. — 8) *O. M. Henriques*, diese Zeitschr. **200**, 1, 1928; **243**, 241, 1931. — 9) *N. U. Meldrum* u. *F. J. W. Roughton*, J. Physiol. **80**, 143, 1933. — 10) *J. K. W. Ferguson* u. *F. J. W. Roughton*, ebenda **83**, 68, 1934. — 11) *J. K. W. Ferguson*, ebenda **88**, 40, 1936. — 12) *G. Groscurth* u. *R. Havemann*, diese Zeitschr. **279**, 300, 1935. — 13) *W. C. Stadie* u. *H. O'Brien*, J. of biol. Chem. **117**, 439, 1937. — 14) *R. Margaria* u. *A. A. Green*, ebenda **102**, 611, 1933. — 15) *H. Hermann*, *B. Hudoffsky*, *H. Netter* u. *L. Travia*, Pflügers Arch. **242**, 311, 1939. — 16) *M. Levy*, J. of biol. Chem. **109**, 361, 1935. — 17) *D. J. Hitchcock* u. *A. C. Taylor*, J. Amer. chem. Soc. **59**, 1812, 1937. — 18) *H. Falkenhagen*, Elektrolyte. Leipzig 1932. — 19) *H. S. Simms*, J. phys. Chem. **32**, 1121, 1928. — 20) *H. S. Harned* u. *W. J. Hamer*, J. Amer. chem. Soc. **55**, 2194, 1933. — 21) *J. P. Greenstein*, J. of biol. Chem. **93**, 479, 1931. — 22) *A. Deutsch* u. *P. Eggleton*, Biochem. J.

32, 209, 1938. — 23) *E. J. Cohn*, Ergebn. d. Physiol. **33**, 844, 1931. — 24) *C. Faurholt*, J. de chim. phys. **21**, 400, 1928. — 25) *R. Brinkmann, R. Margaria, F. J. W. Roughton*, Phil. Trans. Roy. Soc. London (A) **232**, 65, 1933. — 26) *W. C. Stadie* u. *H. O'Brien*, J. of biol. Chem. **103**, 521, 1933. — 27) *M. Kiese*, Klin. Wochenschr. 1939, S. 1104. *M. Kiese* u. *A. B. Hartings*, J. of biol. chem. **132**, 267, 1940. — 28) *F. J. W. Roughton* u. *V. H. Booth*, Biochem. J. **32**, 2049, 1938. — 29) *D. A. Mac Innes* u. *D. Belcher*, J. Amer. chem. Soc. **57**, 1683, 1935. — 30) *J. K. Parnas*, diese Zeitschr. **152**, 1, 1924; **173**, 224, 1926; **274**, 158, 1934. — 31) *C. H. Best* u. *E. W. Mc Henry*, J. Physiol. **70**, 349, 1930; *E. W. Mc Henry* u. *G. Gavin*, Trans. Roy. Soc. Canada **25**, Sect. V, S. 101, 1931; Biochem. J. **26**, 1365, 1932; **29**, 622, 1935. — 32) *S. Edlbacher* u. *A. Zeller*, Helv. Chim. Acta **20**, 717, 1937; *A. Zeller*, Naturwiss. **26**, 282, 578, 1938; Helv. Chim. Acta **21**, 880, 1645, 1939. — 33) *H. A. Krebs*, Biochem. J. **29**, 1620, 1935. — 34) *E. Negelein* u. *H. Brömel*, diese Zeitschr. **300**, 225, 1939. — 35) *H. S. Simms*, J. gen. Physiol. **11**, 629, 1928. — 36) *M. Kiese* u. *A. B. Hastings*, J. of biol. Chem., im Druck; *M. Kiese*, Klin. Wochenschr. 1939, S. 1104. — 37) *D. Keilin* u. *E. F. Hartree*, Proc. Roy. Soc. London (B) **119**, 114, 1936. — 38) *J. B. Sumner* u. *A. L. Dounce*, J. of biol. Chem. **121**, 417, 1937; **127**, 439, 1939. — 39) *S. P. L. Sørensen*, diese Zeitschr. **21**, 131, 1909. — 40) *L. Michaelis* u. *H. Pechstein*, diese Zeitschr. **53**, 320, 1913. — 41) *S. Morgulis*, Ergebn. d. Physiol. **23**, 308, 1924. — 42) *M. Kiese* u. *A. B. Hastings*, Science 88, 242, 1938. — 43) *H.* u. *E. Albers*, Zeitschr. f. physiol. Chem. **232**, 165, 189, 1935. — 44) *H. Albers, E. Beyer, A. Bohnenkamp* u. *G. Müller*, Ber. d. deutsch. chem. Ges. **71**, 1913, 1938. — 45) *D. Albers*, Zeitschr. f. physiol. Chem. **261**, 43, 269, 1939. — 46) *N. v. Lorenz*, Landwirtsch. Vers.-Stat. **55**, 183, 1901; *R. Kuhn*, Zeitschr. f. physiol. Chem. **129**, 64, 1923. — 47) *C. H. Fiske* u. *Y. Subbarow*, J. of biol. Chem. **66**, 375, 1925. — 48) *C. Andrus*, J. Physiol. **59**, 361, 1924. — 49) *A. J. Clark*, ebenda **64**, 123, 1927. — 50) *E. Davis*, ebenda **71**, 431, 1931. — 51) *A. B. L. Beznák*, ebenda **82**, 129, 1934. — 52) *E. Werle* u. *H. Übelmann*, Arch. f. exper. Path. u. Pharm. **189**, 421, 1938. — 53) *O. Eichler* u. *H. Killian*, ebenda **159**, 606, 1931. — 54) *O. Eichler* u. *H. Mügge*, ebenda **159**, 633, 1931. — 55) *K. Tiefensee*, ebenda **139**, 139, 1929. — 56) *H. J. Phelps*, Biochem. J. 29, 1043, 1935. — 57) *A. Hemingway*, J. Physiol. **62**, 81, 1926. — 58) *K. Zipf*, Arch. f. exper. Path. u. Pharm. **140**, 56, 1929. — 59) *O. Gros*, ebenda **63**, 80, 1910; **67**, 126, 132, 1912. — 60) *J. W. Trevan* u. *E. Boock*, J. exper. Path. 8, 307, 1927. — 61) *T. D. Gerlough*, J. Pharmacol. **41**, 307, 1931. — 62) *M. M. Crane*, ebenda 18, 319, 1921. — 63) *R. Labes*, diese Zeitschr. **130**, 14, 1922. — 64) *M. H. Jacobs*, Amer. J. Physiol. **51**, 321; **53**, 457, 1930.

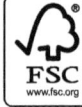

If you have any concerns about our products,
you can contact us on
ProductSafety@springernature.com

In case Publisher is established outside the EU,
the EU authorized representative is:
**Springer Nature Customer Service Center GmbH
Europaplatz 3, 69115 Heidelberg, Germany**

Printed by Libri Plureos GmbH
in Hamburg, Germany